Dr. rer. nat. Kerstin Kempf hat an der Technischen Universität Kaiserslautern Biologie studiert und am Deutschen Krebsforschungszentrum in Heidelberg promoviert. Im Westdeutschen Diabetes- und Gesundheitszentrum in Düsseldorf leitet sie das klinische Studienzentrum und koordiniert die wissenschaftlichen Projekte. Seit über 20 Jahren forscht sie gemeinsam mit Stephan Martin in den Bereichen Typ-2-Diabetes, Übergewicht und gesunde Lebensführung. Als Food- und Mentalcoach bietet sie medizinisch begleitete Kurse an: für Personen mit Übergewicht und Typ-2-Diabetes beziehungsweise mit erhöhtem Diabetesrisiko, die abnehmen, ihre Stoffwechseleinstellung verbessern sowie ihr Erkrankungsrisiko verringern möchten. Auf leicht verständliche Weise erklärt sie die biologischen Hintergründe der Stable-Low-Insulin-Methode (S.L.I.M.) und begleitet bei Ausflügen in die Biochemie.

Thorsten Dargatz ist studierter Sportwissenschaftler (Deutsche Sporthochschule Köln) und hat anschließend in der klinischen und ambulanten Rehabilitation sowie als Dozent an der Hochschule für Physiotherapie gearbeitet. Zur gleichen Zeit bekam er seinen ersten Autorenvertrag. Nach seinem Erfolgsdebüt mit dem Buch „Rückentraining" folgte der Wechsel in den Medizin-Journalismus. Nach einer Ausbildung bei einer medizinischen Fachzeitschrift wechselte er zur Publikumspresse. Er war Medizinredakteur bei *Bild am Sonntag* und *Welt am Sonntag* sowie stv. Chefredakteur beim Burda Verlag, wo er die Sonderpublikationen Gesundheit betreut hat. Seit 2008 führt er ein Redaktionsbüro und hat mittlerweile 30 Bücher, darunter mehrere Bestseller, als Autor und Ghostwriter geschrieben. Hinzu kommen mehrere Tausend Artikel in vielen großen Magazinen und Zeitschriften.

Haftungsausschluss Alle Ratschläge in diesem Buch wurden von den Autoren und vom Verlag sorgfältig erwogen und geprüft. Eine Haftung des Autors oder des Verlags und seiner Beauftragten für Personen-, Sach- und Vermögensschäden ist jedoch ausgeschlossen.

Dieses Buch präsentiert Methoden, Meinungen und Vorstellungen der Autoren und soll die Leser vor allem in die Lage versetzen, Behandlungen und Diagnosen rund um die Themen Übergewicht und Insulin besser zu verstehen. Die Leser sollen durch diese Informationen dabei unterstützt werden, individuell richtige Entscheidungen zu treffen. Das Buch oder einzelne Teile daraus ersetzen aber nicht die individuelle ärztliche Beratung.

Autor und Verleger des Buches erbringen keine medizinischen, gesundheitlichen oder fachlichen Leistungen. Bei Vorerkrankungen oder beim Auftreten von Komplikationen sollte der Leser in jedem Fall einen Arzt konsultieren, bevor Empfehlungen oder Methoden aus diesem Buch umgesetzt oder fortgesetzt werden. Der Verlag weist ausdrücklich darauf hin, dass im Text enthaltene externe Links vom Verlag nur bis zum Zeitpunkt der Buchveröffentlichung eingesehen werden konnten. Auf spätere Veränderungen hat der Verlag keinerlei Einfluss. Eine Haftung für Links ist aus diesem Grund ausgeschlossen.

BLUTZUCKER OPTIMIEREN **GEWICHT** REDUZIEREN

PROF. DR. MED. STEPHAN MARTIN

Thorsten Dargatz   Dr. Kerstin Kempf

Blutzucker optimieren – Gewicht reduzieren

Es gibt nur wenige Bereiche, in denen so viele Mythen, Halbwahrheiten oder gar gesundheitsschädliche Informationen existieren, wie auf dem Gebiet der Ernährung. Fest steht: Millionen Menschen haben Probleme mit ihrem Gewicht und es verwundert kaum, dass die sogenannten „Abnehmspritzen" den Herstellerfirmen atemberaubende Anstiege der Aktienkurse bescheren.

Bei den Ursachen für Übergewicht fällt allen Beteiligten oft nur das Wort Kalorien ein: Wer zu viel wiegt und abnehmen möchte, soll durch der Verzicht auf Zucker und Fett die Menge an Kalorien senken. Die Alternativen bietet die Nahrungsmittelindustrie gerne an: Kalorienarme Süßungsmittel und fettreduzierte Nahrungsmittel. Das wird seit Jahrzehnten propagiert. Und was ist passiert? Das Körpergewicht steigt weiter an, immer mehr Menschen tragen deutlich zu viele Pfunde mit sich herum. Da stellt sich unweigerlich die Frage: Sind die von Ernährungsexperten mantraartig vorgetragenen Glaubenssätze womöglich falsch?

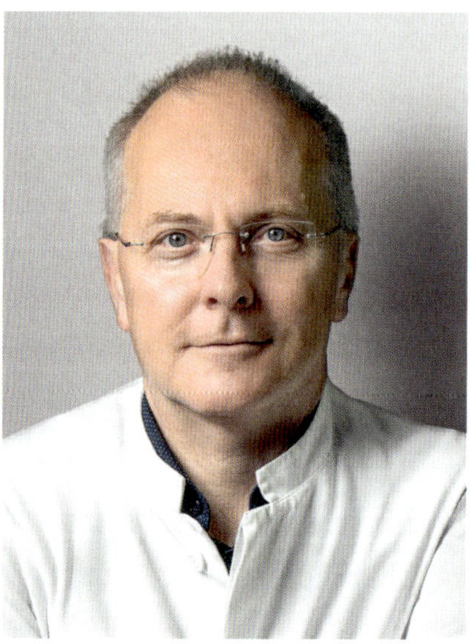

Prof. Dr. med. Stephan Martin

Interessanterweise sind viele der Ernährungsspezialisten, seien es Ernährungsberater oder Diabetologen, selbst übergewichtig und adipös. Halten sie sich etwa nicht an das, was sie predigen oder erzählen sie vielleicht sogar „Unsinn"? Ich habe in meiner Sprechstunde mit vielen verzweifelten Menschen zu tun, die sich exakt an diese Vorschriften halten und völlig frustriert sind, weil sie nicht abnehmen, sondern weil ihr Gewicht auch noch weiter ansteigt.

Höchste Zeit also für Aufklärung. In unserem Buch widmen wir uns dem wahren Grund für die Gewichtszunahme, und das ist: Insulin! Sicher denken Sie bei dem Wort Insulin sofort an die Zuckerkrankheit, den Diabetes mellitus, doch bei diesem Ratgeber handelt es sich nicht um eine Diabetes-Schrift. Es ist ein Buch für Menschen, die ohne Hungern und Kalorienzählen Gewicht abnehmen wollen oder aus gesundheitlichen Gründen sogar abnehmen müssen.

Viele fragen sich jetzt vermutlich, wie wir darauf kommen und wie wir auf diese Zusammenhänge gestoßen sind. Die Antwort lautet: Wir haben von zwei Erkrankungen gelernt, und da sind wir in der Tat beim Diabetes mellitus. Ich selbst bin Diabetologe, ein sehr wichtiges Medikament in meiner täglichen Praxis ist das Hormon Insulin. Das müssen sich Menschen mit einem Typ-1-Diabetes täglich spritzen, denn ihnen fehlt dieses lebenswichtige Hormon. Bei dieser Form des Diabetes haben Betroffene nicht nur erhöhte Blutzuckerwerte, sie nehmen auch ganz ungewollt Gewicht ab. Der Grund dafür ist, dass Insulin nicht nur die Blutzuckerwerte senkt, sondern eine weitere Wirkung hat: Es blockiert die Fettverbrennung und fördert die Ablagerung von Fetten in den ungeliebten Fettpölsterchen.

Dann haben wir in der Diabetologie noch eine weitere Erkrankung, die das genaue Gegenteil darstellt: den Typ-2-Diabetes, nach wie vor gerne auch als Altersdiabetes bezeichnet. Bei dieser Erkrankung kommt es zu einer übermäßigen Insulinproduktion, die zu deutlichem Übergewicht führt. Wenn sich Betroffene mit Insulin behandeln, nehmen sie in der Regel signifikant an Gewicht zu. Insulin ist auf der einen Seite also ein lebenserhaltendes Elixier und auf der anderen Seite ein Masthormon. Diese Zusammenhänge lernt man im Medizinstudium im zweiten oder dritten Semester – bis zum Examen sind sie dann leider oft wieder vergessen.

Ebenfalls wichtig ist es zu wissen, wie die Insulinspiegel bei übergewichtigen Menschen aussehen. Sie haben im Vergleich zu Schlanken deutlich höhere Insulinspiegel, und genau das erschwert ihnen das Abnehmen! Da spielen genetische Faktoren eine Rolle sowie die Tatsache, dass der Körper mit steigendem Übergewicht bei ein und derselben Mahlzeit immer mehr Insulin ausschüttet. Womit wir beim zentralen Thema dieses Buches sind:

Wir wollen die Antwort liefern auf die Frage: Wie kann ich den körpereigenen Insulinspiegel senken, um die Fettverbrennung anzukurbeln und um nachhaltig Gewicht zu verlieren?

In diesem Zusammenhang stellt sich natürlich die Frage, warum das Thema Insulin als Masthormon in der öffentlichen Diskussion kaum eine Rolle spielt. Das hat damit zu tun, dass die Insulintherapie ein milliardenschwerer Markt ist. Übergewichtigen Personen mit Typ-2-Diabetes, die ja bereits sehr hohe Insulinspiegel haben, suggeriert man, dass sie bei der richtigen Insulindosis die Ernährung nicht ändern müssen. Schulungen, in denen Betroffenen gezeigt wird, wie sie die Insulintherapie anwenden sollen, werden für die Ärzteschaft durch die Krankenkassen sehr gut honoriert. Auch bei den Menschen kommt die Botschaft „Wir haben für jedes Problem eine medikamentöse Lösung und Sie können so weiterleben und weiteressen wie bisher“ gut an. Ob man den Betroffenen damit etwas Gutes tut, wird allerdings zunehmend in Frage gestellt. Denn eine Insulintherapie führt nachweislich zu einem weiteren Anstieg des Körpergewichts!

Auch die gesetzlichen Krankenkassen mögen es nicht gerne, wenn man sich kritisch zu Insulin äußert, da auch sie von einer Insulintherapie profitieren. Was viele nicht wissen: Jede mit Insulin behandelte Person – egal ob sie wirklich Insulin braucht oder nicht – beschert ihnen über 2000 Euro aus dem sogenannten Risikostrukturausgleich.

> Wenn wir also Menschen von einer Insulintherapie befreien, wäre das für die Krankenkassen ein finanzielles Desaster.

In Ernährungsberatungen ist es leider nicht möglich, über die Gefahren von Insulin zu sprechen, denn die Inhalte sind staatlich vorgegeben. So wurde die Finanzierung unseres Programms, das wir in diesem Buch beschreiben und dessen Wirksamkeit wir in vielen wissenschaftlichen Studien belegt haben, sogar abgelehnt. Die Begründung: Wir halten uns nicht an die Botschaften „immer schön auf die Kalorien achten und kalorienarme bzw. fettreduzierte

Nahrungsmittel nutzen". Denn das ist für eine andere Industrie ein bedeutender Markt: die Lebensmittelindustrie. Sie macht mit ihren vielen hochverarbeiteten Lebensmitteln milliardenschwere Umsätze.

Stellt sich nun die Frage, warum sich dann nicht wenigstens die Politik um die wahren Ursachen für das immer heftiger grassierende Übergewicht kümmert. Schließlich ist allen bekannt, dass es viele Erkrankungen auslösen kann. Dafür gibt es zwei wesentliche Gründe: Zum einen will sich kaum ein Politiker mit Detailwissen über die Ernährung belasten. Zum anderen greift man mit dem Thema Lebensstiländerung sehr stark in die Privatsphäre ein. Etliche Politiker dürften Angst vor der Frage haben: „Wie sieht es denn bei Ihnen aus?" Der Lebensstil der meisten Politiker gestaltet sich doch so: Sie hetzen von Veranstaltung zu Veranstaltung, essen da ein Häppchen, trinken dort ein Glas Bier und tragen entsprechend zu viele Pfunde mit sich herum. Anders ausgedrückt: Viele Politiker haben enorme private Interessenkonflikte, sodass sie sich für das Thema Lebensstiländerung lieber nicht engagieren.

Zusammenfassend lässt sich also sagen: Es gibt eine unheilvolle Allianz aus Pharma- und Nahrungsmittelindustrie, gesetzlichen Krankenkassen und der Politik. Diese Allianz führt dazu, dass unser Körpergewicht stetig ansteigt. Das muss man sich nicht wie bei einer Verschwörung vorstellen, wo sich Vertreter dieser Gruppen regelmäßig in irgendeiner Villa treffen und überlegen, wie man jetzt weiter vorgeht. Es ist vielmehr eine unbewusste Interessengemeinschaft. Man tut sich gegenseitig nicht weh, weil jeder davon profitiert.

Zusammen mit Dr. Kerstin Kempf, die mit mir die Zusammenhänge von Insulin und Gewichtszunahme in wissenschaftlichen Studien aufgezeigt hat, und Thorsten Dargatz, der als Medizinjournalist geholfen hat, die Inhalte allgemeinverständlich zu formulieren, soll dieses Buch aufklären und die Zusammenhänge zeigen. Ganz wichtig dabei: Wir behaupten das nicht einfach, sondern können alles mit wissenschaftlichen Studien, die wir selbst, aber auch andere internationale Forscher in hochrangigen Wissenschaftsjournalen veröffentlicht haben, belegen.

Wir werden Ihnen zeigen, welche Lebensmittel die Ausschüttung des für die Gewichtsentwicklung so wichtigen Insulins bewirken. Wenn Sie diese meiden, verbessert sich Ihre Fettverbrennung und Sie verlieren Gewicht. Ganz wichtig: Wir geben Ihnen auch Hinweise, wie Sie die Fettverbrennung in Ihrem Körper sichtbar machen können, denn ohne eine ausreichende Fettverbrennung brauchen Sie sich nicht auf die Waage zu stellen. Auch wollen wir die sogenannten Abnehmspritzen nicht verteufeln, aber Sie sollen wissen, dass das Motto „einmal wöchentlich spritzen und alles wird gut“ aus dem Fenster geworfenem Geld gleichkommt. Stattdessen zeigen wir Ihnen, wie Sie Lebensstil und Spritze optimal kombinieren können!

Ihr Stephan Martin

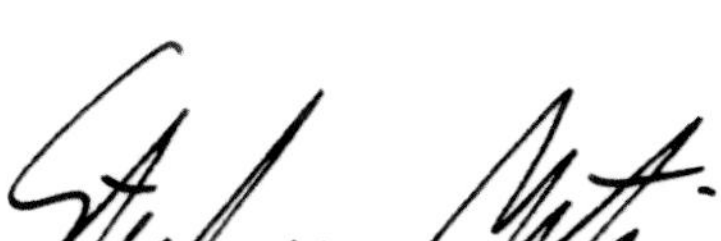

1

Warum wir immer dicker werden

In den letzten Jahrzehnten hat sich das Erscheinungsbild der Menschen geradezu dramatisch verändert. Wer sich Bilder aus den 70er-Jahren des vorigen Jahrhunderts anschaut, sieht fast ausschließlich schlanke Menschen. Mittlerweile sind diese in der Unterzahl. Und trotz einer nahezu unüberschaubaren Flut von Diäten kämpfen immer mehr Menschen mit ihrem Gewicht.

1.1 Nahrung war lange Zeit Mangelware

Hier stellt sich die Frage: Wie kommt es zum Übergewicht, was sind die Ursachen? Und warum scheitern die meisten Abnehmversuche? Schauen wir uns das Ganze einmal genauer an.

Gehören Sie auch zu den Menschen, die ein mehr oder weniger deutliches Plus an Pfunden mit sich herumtragen? Es ist zwar nicht unbedingt ein Trost, aber damit sind Sie nicht alleine. Mehr als die Hälfte aller Frauen und mindestens zwei Drittel aller Männer hierzulande sind übergewichtig. 19 Prozent aller Frauen und 23 Prozent aller

Männer gelten sogar als stark übergewichtig und damit „adipös", wie der medizinische Fachausdruck heißt. Allein in den letzten 30 Jahren hat sich die Zahl der Menschen mit Adipositas weltweit verdoppelt, bei Kindern und Jugendlichen gar vervierfacht.

Eine nicht nur dramatische, sondern vor allem auch rasante Entwicklung – denn über Jahrtausende hinweg haben sich die allermeisten Menschen tagein, tagaus vor allem eine Frage gestellt: Finde ich heute genug Essen, um zu überleben? Unsere Vorfahren hatten es nicht nur oft mit Krankheiten und einer feindlichen Umwelt zu tun, sondern vor allem auch mit Nahrungsmittelknappheit. Mit gravierenden Folgen: Die durchschnittliche Lebenserwartung lag bei knapp über 30 Jahren.

Erst mit Beginn der industriellen Revolution, Mitte des 19. Jahrhunderts, kam es in nahezu allen Bereichen zu tiefgreifenden Veränderungen, auch in Sachen Ernährung. Bis zu diesem Zeitpunkt arbeiteten Bauern fast ausschließlich mit den Händen. Nur wenige hatten Zugtiere, die schwere Gerätschaften über die Äcker bewegten. Allein vier Bauersfamilien waren einst nötig, um eine weitere Familie ernähren zu können. Doch dann wurden Mäh- und Dreschmaschinen entwickelt und 1860 kam in England der erste Dampfpflug zum Einsatz, der zu deutlichen Produktivitätssteigerungen in der Landwirtschaft führte.

Diese waren auch dringend nötig: Die Städte wuchsen immer schneller und die dort lebenden Menschen mussten mit Essen versorgt werden. Die gleichzeitige Entwicklung von Eisenbahnen und Dampfschiffen erleichterte dabei den Transport von Nahrungsmitteln aus den landwirtschaftlichen Gebieten in die Städte.

Hinzu kam, dass die damals herrschende Klasse erkannte, dass ausreichend Essen für die Bevölkerung auch ein wichtiger sozialer und politischer Faktor war. Gut genährte Männer waren wichtig für eine florierende Wirtschaft, weil sie härter arbeiten konnten. Und vor allem: Sie waren entscheidend, wenn es darum ging, Siege auf dem Schlachtfeld zu erringen. All diese Faktoren zusammen führten erstmals in der Geschichte Europas dazu, dass es mehr normalgewichtige als untergewichtige Menschen gab.

> Nach wie vor aber eine absolute Ausnahme zu dieser Zeit: übergewichtige Menschen.

1.2 Die Dickmacher

Dass heute so viele Menschen mit ihrem Gewicht zu kämpfen haben, wird in der öffentlichen Diskussion auf einen erhöhten Fettkonsum und die Aufnahme zu vieler Kalorien zurückgeführt. Doch stimmt das wirklich? Es gibt eine Reihe von Entwicklungen, die viel eher dafür verantwortlich sind, dass so viele Menschen mit ihrem Gewicht zu kämpfen haben:

- der Siegeszug der hochverarbeiteten Lebensmittel
- der grassierende Bewegungsmangel
- und der wichtigste Punkt: ein falsches Ernährungsverhalten mit einer kalorienreduzierten und fettarmen Kost

Alle diese Faktoren wirken auf den wesentlichen Risikofaktor für Übergewicht, das Hormon Insulin: Je höher der Insulinspiegel, desto schwieriger ist es, das Gewicht zu senken!

1.3 Der Siegeszug der hochverarbeiteten Lebensmittel

Es begann 1867. Mit der sogenannten Erbswurst kam das weltweit erste Fertiglebensmittel auf den Markt, erfunden vom deutschen Koch und Konservenfabrikant Johann Heinrich Grüneberg (1819–1872). Sein Produkt bestand aus Erbsmehl, Speck, Salz, Zwiebeln und Gewürzen. Durch den Entzug von Wasser entstand ein spezielles Trockengemisch. Dieses wurde in Tierdärme oder Pergamentpapier eingehüllt und konnte durch die Zugabe von Wasser schnell zu einer nahrhaften Suppe verarbeitet werden.

Ob Grüneberg ahnte, wie sehr seine Erfindung die Ernährung auf dem ganzen Planeten verändern würde, ist nicht überliefert, aber heute sind die Supermärkte fast überall auf der Welt voll mit Fertiglebensmitteln und das „Bequemkochen" ist gängige Praxis. Wer will, kann bar jeder Kochkunst ganze Menüs aus der Schachtel zaubern. Kaum ein Haushalt hierzulande, der nicht zu vorgefertigten Produkten greift. Knapp sechs Milliarden Euro geben allein die Menschen in Deutschland jedes Jahr für dieses sogenannte Convenience-Food aus. Zwei Drittel aller Nahrungsmittel werden inzwischen industriell hergestellt und anders als die Erbswurst, die aus vier natürlichen Inhaltsstoffen bestand, sieht die Zutatenliste der heute erhältlichen Fertiglebensmittel ganz anders aus.

Zusatzstoffe ohne Ende Damit sie einigermaßen lecker sind, lange frisch bleiben und wenigstens ansatzweise nach dem schmecken, was die Verpackung verspricht, greifen die Hersteller tief in den Chemiebaukasten. Bis zu 320 Zusatzstoffe können in konventionellen Lebensmitteln zum Einsatz kommen, hat die Verbraucherschutzorganisation Foodwatch vor ein paar Jahren ermittelt. Darunter Konservierungsstoffe, Emulgatoren, Aromen, Farbstoffe, Verdickungsmittel,

Geschmacksverstärker und vieles mehr. Das bedeutet auch: Viele dieser Produkte haben kaum Nähr- und Ballaststoffe. Sie machen zwar satt, sorgen aber gleichzeitig dafür, dass wir schon nach kurzer Zeit wieder Hunger bekommen.

Emulgatoren machen Appetit auf mehr Zu den besonders perfiden Zusatzstoffen zählen Monoglyceride. Dabei handelt es sich um sogenannte Emulgatoren. Sie kommen in unendlich vielen hochverarbeiteten Fertiglebensmitteln zum Einsatz und helfen dabei, Zutaten zu verbinden, die eigentlich keine Verbindung eingehen, beispielsweise Öl und Wasser. Dadurch verlängern sie Textur und Haltbarkeit vieler Produkte. Außerdem vermitteln sie ein angenehmes Gefühl beim Kauen. Sie galten lange Zeit als völlig unbedenklich, sonst dürften sie nicht in Lebensmitteln landen. Aber aus Langzeitstudien gibt es erste Hinweise darauf, dass sie die Darmflora verändern und damit die Entstehung von Darmerkrankungen fördern. Außerdem erhöhen sie die Insulinausschüttung und das Risiko für Typ-2-Diabetes.

Hinzu kommt ein weiterer entscheidender Nachteil: Emulgatoren führen dazu, dass wir mehr essen als wir eigentlich sollten. Meist unbewusst, denn oft wissen wir gar nicht, dass wir sie zu uns nehmen. Es sei denn, wir schauen uns die in kleinstmöglicher Schrift aufgedruckten Inhaltsstoffe der Fertiglebensmittel einmal genauer an:

> Emulgatoren werden mit dem Buchstaben E und einer nachfolgenden Nummer gekennzeichnet. Ein Blick, der sich unbedingt lohnt, denn Emulgatoren sollten möglichst selten, am besten gar nicht auf dem Teller landen.

INFO

Kurz erklärt: Hochverarbeitete Lebensmittel

Zu den hochverarbeiteten Lebensmitteln gehören nahezu alle Snacks, verpackte Backwaren, verzehrfähige oder zu erhitzende Gerichte, viele kohlenhydratreiche Limonaden sowie zuckerhaltige Cerealien. Alle haben eines gemeinsam: Sie durchlaufen mehrere industrielle Prozesse, bei denen ihnen Farbstoffe, Emulgatoren, Aromen, oft sehr viel Zucker und/oder Salz hinzugefügt wird. Ballaststoffe hingegen findet man nur in geringen Mengen. In Deutschland und anderen wohlhabenden Ländern machen sie mittlerweile 50 Prozent und mehr der Ernährung aus.

Hochverarbeitet und mit Risiken verbunden Das gilt auch für die beliebten Chips und andere Knabbereien. Was vermutlich kaum jemand weiß: Eine frühe Variante der Chips kam bereits mit Erfindung der Kartoffelschälmaschine im Jahr 1920 erstmals auf den Markt. Doch keiner griff zu, denn man bot sie völlig ungewürzt an. Vielen den Kopf verdreht haben sie dann erst 20 Jahre später: durch eine Erfindung, die es möglich machte, die hauchdünnen und frittierten

Kartoffelscheiben zu würzen. 1951 kamen sie nach Deutschland und heute gibt es sie in vielen Variationen und Abwandlungen. Chips und Co gehören ebenfalls zu den hochverarbeiteten Lebensmitteln und die meisten weisen einen nicht unerheblichen Anteil an Monoglyceriden auf– der Emulgator verbirgt sich hinter der Kennzeichnung E471. In den Supermärkten nehmen Chips und viele weitere Knabbereien großen und prominenten Raum ein. Meterlange und meterhohe Regale, strategisch gut platziert, sind damit vollgestopft und werden mit großem Aufwand beworben.

Chips sind die Dickmacher Nummer eins So lecker Chips vielen schmecken, so schlecht sind sie für den Menschen, wie ein Forscherteam der berühmten Harvard Universität nachweisen konnte.[1] Über einen Zeitraum von 20 Jahren werteten sie die Daten von über 120.000 Personen aus, um herauszufinden, welche Lebensgewohnheiten zu Übergewicht führen. Das Wissenschaftsteam notierte die Tagesportionen, welche Lebensmittel häufig auf dem Speiseplan standen und welche dagegen eher selten. Das Ergebnis war: Chips sind die mit Abstand schlimmsten Dickmacher. Jede mehr gegessene Portion von 30 Gramm wirkte sich nach vier Jahren in Form von 770 Gramm Gewichtszunahme aus. Ebenfalls weit vorne landeten zuckerhaltige Limonaden, die mit 450 Gramm Gewichtszunahme zu Buche schlugen. Auf die beliebten Getränke gehen wir später noch genauer ein.

Gesundheitsgefahren durch hochverarbeitete Lebensmittel Doch nicht nur Chips, viele hochverarbeitete Lebensmittel stehen bei Millionen von Menschen täglich auf dem Speiseplan. Dazu zählen vor allem auch Tiefkühlpizzen und Süßigkeiten sowie industriell hergestellte Brote. Für die Lebensmittelindustrie hat das entscheidende Vorteile. Sie sind günstig herzustellen und sie machen Appetit auf mehr. Vordergründig profitieren auch die Verbraucher: Die Produkte sind verzehrfertig oder schnell zubereitet und meist auch billiger als frische Ware.

Was viele dabei verdrängen, sind die gesundheitlichen Gefahren, die mit dem zu häufigen Verzehr hochverarbeiteter Lebensmittel einhergehen: Eine 2024 im renommierten Fachmagazin *The British Medical Journal* veröffentlichte Metaanalyse[2] – eine Auswertung aller vorhanden Studien mit mehr als zehn Millionen Probanden – hat das eindrucksvoll gezeigt: Der regelmäßige Verzehr von Fertiggerichten, Chips und Co steigert das Risiko, an Herz-Kreislauf-Erkrankungen zu sterben, erheblich. Darüber hinaus erhöhen sie die Wahrscheinlichkeit, an Typ-2-Diabetes, Angststörungen und allgemeinen psychischen Störungen zu erkranken. Insgesamt haben die Autorinnen und Autoren eine Verbindung zu 32 gesundheitsschädlichen Folgen in Verbindung mit hochverarbeiteten Lebensmitteln herstellen können. Motivation genug also, um die Finger davon zu lassen oder deren Konsum wenigstens deutlich einzuschränken.

Manche fragen sich jetzt vielleicht, was hochverarbeite Lebensmittel mit Insulin zu tun haben. Das ist leicht zu beantworten. Zum einen sind darin viel Zucker und Kohlenhydrate enthalten – und nicht nur Zucker, sondern auch Kohlenhydrate treiben den Insulinspiegel nach oben (mehr dazu in den beiden folgenden Kapiteln). Aber auch die in hochverarbeiteten Lebensmitteln enthaltenden Emulgatoren tun ihr Übriges dazu. Besonders für Monoglyceride wurde nachgewiesen, dass sie den Insulinspiegel erhöhen. Wie Sie aus dem Vorwort wissen, handelt es sich bei Insulin um ein Masthormon: Es blockiert die Fettverbrennung und lässt das Gewicht ansteigen.

INFO

Kaffee hilft beim Abnehmen, aber …

Kaffee ist eine großartige Sache. Er hat keine Kohlenhydrate und in Übersichtsarbeiten konnten wir zeigen, dass eines der Lieblingsgetränke der Deutschen mehrere positive Auswirkungen auf die Gesundheit hat. Er beeinflusst das Körpergewicht positiv und kann vermutlich das Erkrankungsrisiko von Typ-2-Diabetes, chronischen Lebererkrankungen und manchen Krebsarten reduzieren.

Das Problem ist aber: Kaum jemand trinkt heute noch normalen schwarzen Kaffee. Tatsächlich gibt es unzählige Kaffeespezialitäten, häufig mit mehr Milch als Kaffee und manchmal sogar mit Sahne oder Sirup, die nicht nur in Coffeeshops reißenden Absatz finden. Mittlerweile werden diese auch gerne in vielen Büros und zu Hause zubereitet. So gut sie schmecken mögen, man sollte dabei bedenken: Ein mit Vollmilch zubereitetes Glas Latte macchiato mit Karamellsirup enthält nicht nur Zucker durch den Sirup, sondern auch sehr viel Milchzucker. Womit wir wieder zum Masthormon Insulin kommen: Nicht nur der Zucker im Sirup regt die

Insulinproduktion an, auch der Zucker in der Milch. So hat ein Glas Milch den gleichen Effekt auf die Insulinausschüttung wie ein halbes Glas Classic Cola!

Besser sind die einfachen Varianten. Ein schwarzer Kaffee aktiviert nicht die Insulinproduktion – es gibt sogar Hinweise darauf, dass die Insulinproduktion durch die im Kaffee enthaltenen Antioxidantien etwas abfällt. Der schöne Nebeneffekt ist, dass Kaffee das Hungergefühl reduziert. Dazu unser Tipp: zurück zu den Wurzeln und schwarzen Kaffee genießen. Wenn es ohne Milch nicht geht, dann bitte Soja- oder Mandelmilch nehmen, auf keinen Fall Hafermilch. Wir erklären Ihnen später im Buch noch, warum.

INFO

Die beliebten Süßstoffe

Im Zusammenhang mit Kaffee wollen wir kurz auf die beliebten künstlichen Süßstoffe eingehen, die später im Buch noch etwas prominenteren Raum einnehmen werden. Die Werbeversprechen lauten: Süßen ohne Kalorien, ohne schädlichen Zucker und somit auch ohne schlechtes Gewissen.

Zuckerersatzstoffe finden sich beispielsweise in Light-Getränken, Backwaren oder Speiseeis und werden zum Süßen von Kaffee, Tee oder Quarkspeisen verwendet. Das sollte man lieber lassen: Es gibt immer mehr Hinweise darauf, dass Cyclamat, Sacharin, Aspartam und Co nicht nur die Darmflora negativ verändern, sondern auch zu erhöhten Insulinspiegeln und damit zu Übergewicht führen.

1.4 Massenphänomen Bewegungsmangel

Der zweite Punkt auf der Liste der Dinge, die zur epidemischen Ausbreitung von Übergewicht geführt haben und nach wie vor führen: der immer weiter zunehmende Bewegungsmangel.

In diesem Zusammenhang müssen wir ein wenig auf das menschliche Erbgut eingehen. Es hat sich in den letzten 10.000 Jahren kaum verändert! Und das ist ein wirklich wichtiger Punkt. Denn eine gute körperliche Fitness sicherte uns über Jahrhunderte hinweg das Überleben. Früher ging es vor allem darum, vor dem Säbelzahntiger zu flüchten, nach leckerem Mammutfleisch zu jagen, Beeren und essbare Pflanzen zu suchen. Doch heute? Die Natur hat unseren Organismus für ein Leben ausgestattet, das wir nicht mehr führen. Wir müssen nur noch den Arm heben, um Essen zu bestellen oder ein Taxi zu rufen. In vielen Städten schwingt man sich mal eben auf einen E-Scooter und erspart sich selbst die kleinsten Wege zu Fuß.

Auch im Freizeitverhalten gibt es Merkwürdiges zu beobachten: Bei 90 Prozent aller Passanten erstirbt jede Bewegung, wenn sie auf einer Rolltreppe stehen. Das Benutzen der Treppe in einem mehrstöckigen Haus mit Fahrstuhl scheint für viele undenkbar. Vor Schulen und Kindergärten kommt es regelmäßig zu Staus, weil die lieben Kleinen mit dem Wagen vorgefahren werden – das prägt natürlich. Hinzu kommt, dass Kollege Computer unsere Bewegungsbudgets deutlich hat schrumpfen lassen. Mit anderen Worten: Die moderne Gesellschaft ist mittlerweile ziemlich „stillgesetzt“ – zum Schaden unserer Gesundheit. Der durchschnittliche tägliche Kalorienverbrauch ist seit den 70er-Jahren um über 400 Kalorien zurückgegangen.

Kurzum: Der Überfluss an ungesunder Nahrung und falsches Ernährungsverhalten geht mit einem eklatanten Bewegungsmangel einher – eine für die Gesundheit äußerst ungünstige Kombination.

EXKURS

Die Deutschen mutieren zu Bewegungsmuffeln

Die Weltgesundheitsorganisation WHO empfiehlt pro Woche mindestens 150 Minuten Bewegung mit moderater bzw. 75 Minuten mit hoher Intensität. Eine im Jahr 2018 veröffentlichte Studie zum weltweiten Aktivitätslevel zeigt: Fast die Hälfte der Deutschen erreicht dieses Minimalziel nicht![3] Weltweit stehen die deutschen Männer auf Platz fünf – von unten! In nur vier weiteren Ländern bewegen sich Männer noch weniger. Neuere Daten von 2024 deuten zwar eine Aktivitätssteigerung an, trotzdem nimmt die Aktivität mit zunehmendem Lebensalter ab.[4] Mit jeder Kerze auf dem Geburtstagskuchen bewegen sich die Menschen weniger, wodurch das Risiko für Herz-Kreislauf-Erkrankungen und Typ-2-Diabetes steigt.

1.4.1 Der tägliche Sitzmarathon

Wenn es um den Bewegungsmangel geht, ist es zudem nötig, einen näheren Blick auf eine Errungenschaft zu blicken, die unser modernes Leben heute weitestgehend prägt: das Sitzen. Wir sitzen beim Essen, beim Autofahren, bei der Arbeit vor dem Computer. Die restliche Zeit verbringen wir, ebenfalls sitzend, vor dem Fernseher oder am Handy. Eine 2023 veröffentlichte Untersuchung einer Krankenversicherung in Zusammenarbeit mit der Deutschen Sporthochschule Köln hat gezeigt, dass die Bundesbürger an Werktagen durchschnittlich über neun Stunden sitzend verbringen.[5] Und damit noch mal fast zwei Stunden mehr als 2015. Eine fatale Entwicklung, denn wie schon erwähnt, ist die menschliche Anatomie auf Bewegung ausgerichtet. Wenn diese fehlt, baut der Körper in bedenklichem Maße ab. Die Muskulatur bildet sich zurück und ist nur noch unter Mühen in der Lage, uns aufrecht durchs Leben zu führen. Faszien und Bänder verlieren ihre Elastizität und aufgrund der fehlenden Bewegungsreize kommt es zu brüchigen Knochen.

In diesem Zusammenhang spielt das körpereigene Hormon Insulin ebenfalls eine nicht zu unterschätzende Rolle. Muskeltraining beispielsweise trägt dazu bei, dass Insulin schneller abgebaut wird! Zusammenfassend lässt sich sagen:

Wer sich regelmäßig bewegt, baut erhöhte Insulinspiegel ab, hat weniger Hunger und aktiviert die Fettverbrennung.

INFO

Sarkopenie: Krankhafter Muskelschwund

Welche Auswirkungen der Bewegungsmangel hat, lässt sich zudem an einer Krankheit ausmachen, die erst 2016 als solche überhaupt von der Weltgesundheitsorganisation WHO anerkannt wurde: Sarkopenie. Dieses Leiden liegt vor, wenn sich die Muskelmasse so stark abgebaut hat, dass man kaum noch in der Lage dazu ist, von einem Stuhl aufzustehen, geschweige denn Treppen zu steigen. Allein in Deutschland sind bereits mehr als zwei Millionen Menschen davon betroffen. Wichtig zu wissen: Sarkopenie ist nicht gleichzusetzen mit einer schlanken Erscheinung, sogar das Gegenteil ist oft der Fall. Bei einer Sonderform bildet sich anstelle der abgebauten Muskelfasern Fettgewebe. Der Fachbegriff dafür lautet sarkopene Adipositas. Mit vernünftiger Ernährung und vor allem mit einem Plus an Bewegung, insbesondere regelmäßigem Muskelaufbautraining, kann man vorbeugen – unabhängig vom Lebensalter, denn durch Training wachsen Muskeln auch bei über 80-Jährigen noch.

1.5 Übergewicht richtig einordnen

Kommen wir nun zu einer der wichtigsten Fragen in diesem Buch, die weniger leicht zu beantworten ist, als man denken mag: Wann bin ich eigentlich zu dick?

Wenn Sie dieses Buch lesen, tragen Sie vermutlich zu viele Pfunde mit sich herum. Oder Sie kennen einen Menschen mit Übergewicht, dem Sie helfen wollen. Spannend in diesem Zusammenhang ist, dass sich sehr viele Menschen verschätzen, wenn es um die Einordung ihres eigenen Körpergewichts geht. Das hat eine polnische Studie mit 744 Teilnehmern im Jahr 2022 gezeigt.[6] Nur zwei Drittel der Befragten ordneten sich in die korrekte Gewichtskategorie ein, und weniger als die Hälfte identifizierte zutreffend eine Körpersilhouette, die der eigenen Figur entsprach. Die größten Fehleinschätzungen machten übrigens die Männer, die sich für schlanker hielten, als sie es zum Zeitpunkt der Studie waren. Deshalb ist es überaus hilfreich zu wissen, wie man herausfindet, ob man zu dick ist und wenn ja, wie viel man zu dick ist. Dafür gibt es zwei Indikatoren:

- Body-Mass-Index
- Bauchumfang

1.5.1 Der Body-Mass-Index (BMI)

Die bekannteste Methode ist der Body-Mass-Index, kurz BMI genannt. Er berechnet das Gewicht im Verhältnis zur Körperfläche und wird in kg/m^2 angegeben. Mit einem Taschenrechner lässt er sich leicht ermitteln. Sie müssen nur das Körpergewicht zweimal durch die Körpergröße dividieren.

$$\text{BMI} = \frac{\text{Körpergewicht}}{\text{Größe x Größe (in m)}} \ \text{kg/m}^2$$

Angenommen, Sie wiegen 80 kg und sind 1,80 m groß. Dann tippen Sie erst Ihr Gewicht in den Taschenrechner ein, also 80. Dann teilen Sie die 80 das erste Mal durch Ihre Größe, also 1,80. Das ergibt 44,44. Im nächsten Schritt teilen Sie dieses Ergebnis (44,44) erneut durch Ihre Größe (1,80) und erhalten so das Ergebnis 24,7. Diese 24,7 ist Ihr BMI.

Die Einordnung Ihres BMI Übergewicht beginnt bei einem BMI von 25 kg/m^2. Fettsucht (Adipositas) liegt bei einem BMI ab 30 kg/m^2 vor. Die Fettsucht wird in Stufen oder Grade von eins bis drei eingeteilt. Je höher der Grad der Fettsucht ist, desto mehr steigt das Risiko, an Diabetes, Bluthochdruck und weiteren Leiden zu erkranken (siehe Abbildung unten).

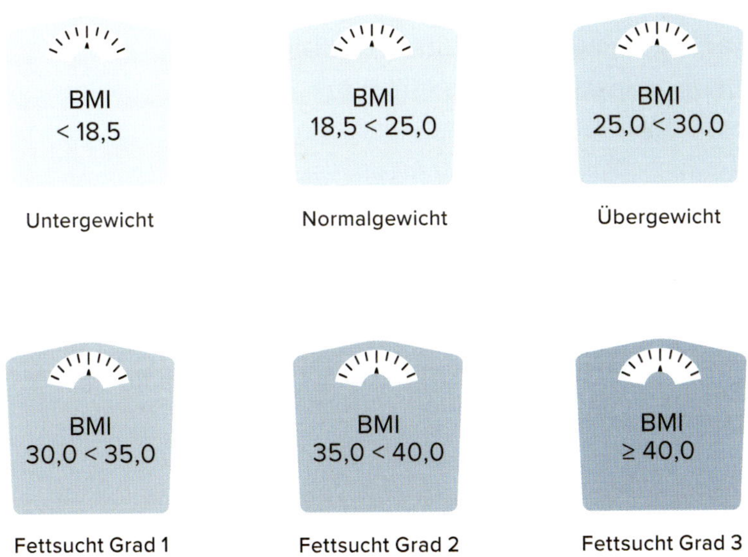

Kritik Obwohl das eine sehr gängige und beliebte Methode ist, reicht der BMI als Maßstab allein aber nicht aus. Und die Frage nach dem Warum lässt sich an einem Beispiel gut erklären:

Vielleicht wissen Sie noch, wer Robert Harting ist. Er war über viele Jahre hinweg einer der besten Diskuswerfer der Welt. Er wurde 2009 im Berliner Olympiastadion Weltmeister und 2012 bei den Spielen in London Olympiasieger. Zu großer Berühmtheit gelangte er, als er nach seinen Siegen sein Trikot zerriss. Und nicht wenige Männer dürften voller Neid auf den durchtrainierten Körper Hartings geblickt haben. Ein Modellathlet mit Muskelpaketen an Armen, Beinen und Schultern – allerdings einer, der nach gängigen Maßstäben fettleibig wäre. Er ist 2,01 Meter groß und wog damals 131 Kilogramm. Das entspricht einem BMI von 32, also einer Fettsucht Grad 1. Doch anders als die meisten Menschen mit einem BMI von 32 schleppte der Diskushüne kaum Körperfett mit sich herum. Deshalb sollte ein weiterer wichtiger Wert ermittelt werden: der Bauchumfang.

1.5.2 Der Bauchumfang als wichtiger Indikator

Der Bauchumfang verrät zusätzlich zum BMI, ab wann Übergewicht ein Krankheitsrisiko bedeuten kann. Das Maßband ist sogar wichtiger als die Waage. Denn das sogenannte abdominale Fett – also die Fettpolster, die sich um die Körpermitte ansammeln – sind besonders gesundheitsgefährdend.

Für Männer gilt Ab einem Bauchumfang von 94 cm steigt das Erkrankungsrisiko für Diabetes, Bluthochdruck oder Stoffwechselstörungen. Ab 102 cm besteht ein stark erhöhtes Risiko.

Für Frauen gilt Das Erkrankungsrisiko steigt ab einem Bauchumfang von 80 cm. Noch gefährlicher wird es ab 88 cm.

INFO

So messen Sie Ihren Bauchumfang

Das geht ganz einfach, indem Sie ein Maßband auf der Höhe des Bauchnabels einmal um den Körper führen. Ganz wichtig: Atmen Sie dabei normal und schummeln Sie nicht durch kräftiges Ausatmen.

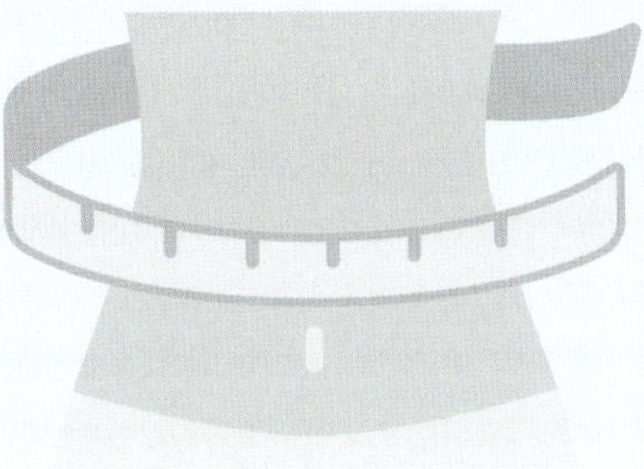

1.6 Bauchfett unter der Lupe

Um noch besser zu verstehen, warum es vor allem dem abdominalen Fett an den Kragen gehen sollte, ist es gut zu wissen, was da im Körper so alles vor sich geht und was das Bauchfett anrichten kann. Denn Fett ist nicht gleich Fett. Es gibt ein paar wesentliche Unterschiede, die darüber entscheiden, ob Fett schädlich für die Gesundheit ist oder nicht. Schauen wir uns das Ganze etwas genauer an:

Lästige Polster Da gibt es zunächst die sogenannten subkutanen Fettzellen, im allgemeinen Sprachgebrauch auch als Unterhautfettgewebe bezeichnet. Das sind die mal mehr, mal weniger lästigen Pölsterchen an Po, Schenkel und Hüfte. Man spricht bei dieser Fettverteilung auch von der sogenannten Birnenform. Die gute Nachricht: Sie stellen erstmal keine Gesundheitsgefahr dar, denn sie dienen als Energiespeicher und bieten einen guten Schutz vor Wärmeverlust. Doch wie so oft im Leben, kommt es auch hier auf die Menge an. Wer zu viele subkutane Fettzellen mit sich herumträgt, erhöht sein Risiko für Krankheiten wie Bluthochdruck, Herz-Kreislauf-Erkrankungen und Typ-2-Diabetes.

Der gar nicht gesunde „Apfel“ Deutlich gefährlicher aber sind die sogenannten viszeralen Fettzellen, die sich vor allem im Bauchraum breitmachen. Der Fachbegriff lautet intraabdominales Fett. Das typische Erscheinungsbild ist die Apfelform. Leider meinen es diese Fettzellen gar nicht gut mit uns: Sie umhüllen lebenswichtige Organe wie Leber, Bauchspeicheldrüse und Nieren. Hinzu kommt, dass sie stoffwechselaktive Hormone produzieren. Weitere gesundheitliche Gefahren, die durch zu viel viszerales Fett drohen, sind:

- **Zu hohe Insulinspiegel und Diabetes** Viszerales Fett produziert Entzündungsfaktoren. Bei einer Zunahme des viszeralen Fetts kommt es zu einer chronischen Entzündungsreaktion, welche die Insulinspiegel beeinflusst und das Risiko für Typ-2-Diabetes dramatisch erhöht.

- **Herz-Kreislauf-Erkrankungen** Viele Studien haben nachgewiesen, dass zu viel viszerales Fett das Risiko für Bluthochdruck, Arteriosklerose und Herzinfarkte deutlich erhöht. Schuld ist die vermehrte Produktion von entzündungsfördernden Substanzen.
- **Entzündungen** Viszerales Fett setzt Entzündungsfaktoren frei, die chronische Entzündungen fördern und mit verschiedenen Krankheiten in Verbindung stehen. Darunter rheumatoide Arthritis, Darmerkrankungen, Arteriosklerose, Schlaganfall und Herzinfarkt.
- **Fettleber** Überschüssiges viszerales Fett kann zu einer sogenannten nicht-alkoholischen Fettleber führen, da es die Leberzellen überlastet und deren Funktion beeinträchtigt.

Kommen wir wieder zurück zum Thema Insulin. In vielen wissenschaftlichen Studien hat sich gezeigt, dass erhöhte Insulinspiegel bei diesen Erkrankungen ganz wesentlich beteiligt sind. Wir können es nicht oft genug wiederholen: Insulin blockiert die Fettverbrennung und fördert Fettablagerungen – nicht nur in den ungeliebten Fettdepots am Bauch, sondern in allen Organen des Körpers.

Senkt man die Insulinspiegel, reduziert man das überschüssige Fett – und die durch Übergewicht ausgelösten Erkrankungen können gestoppt oder sogar rückgängig gemacht werden.

EXKURS

Die dünnen Dicken

Es gibt sie, jene Menschen, die äußerlich schlank aussehen, aber trotzdem zu viel inneres Bauchfett mit sich herumtragen. Im englischen Sprachraum bezeichnet man sie als TOFIs: Das steht für „thin outside, fat inside", übersetzt heißt das so viel wie „dünn von außen, fett von innen". Bei ihnen sitzt das viszerale Fett ein wenig versteckt, rund um die Organe, weshalb es sich nicht gleich durch einen runden Bauch bemerkbar macht. Leider trügt das visuelle Erscheinungsbild, denn auch TOFIs haben ein deutlich erhöhtes Risiko für zahlreiche Krankheiten. Das versteckte Fett setzt über 200 Botenstoffe frei, die je nach Art und Menge zu Bluthochdruck, Fettleber, ständig zu hohen Insulinwerten und Typ-2-Diabetes führen können. Wie wichtig es ist, auch als schlanker Mensch zu wissen, ob sich zu viel Bauchfett angesammelt hat, zeigt eine Untersuchung des Deutschen Zentrums für Diabetesforschung in Tübingen. Dort wurde sichtbar, dass jeder fünfte Schlanke ein erhöhtes Risiko für den Typ-2-Diabetes hat.

Da stellt sich für einen einigermaßen schlanken Menschen natürlich die Frage, wie sich herausfinden lässt, ob man vielleicht auch ein TOFI ist? Zu den Risikopersonen zählen Menschen, die sich kaum bewegen und daher über nur wenig Muskelmasse verfügen. Auch dünne Arme und Beine sowie ein „fliehender Po" können Hinweise sein (ein fliehender Po liegt vor, wenn das Gesäß sehr flach und wenig ausgeprägt ist, so als würde es nach hinten abfallen oder „fliehen").

Wer auf Nummer sicher gehen will, kann eine sogenannte Bioelektrische Impedanzanalyse machen, kurz BIA. Diese Methode misst die Körperzusammensetzung, insbesondere das Verhältnis von Fett zu fettfreier Masse im Körper. Sie funktioniert auf Basis der elektrischen Leitfähigkeit von Gewebe, da fettfreie Masse wie Muskeln und Wasser elektrischen Strom besser leiten als Fettgewebe.

Viele Apotheken, Arzt- und Physiotherapiepraxen bieten diesen Service an. Es handelt sich um eine Selbstzahlerleistung, die etwa 20 Euro kostet. Die Messung sollte am besten nüchtern und bei vorab entleerter Blase erfolgen. In der Regel stellt man sich barfuß auf eine Plattform mit Säule und umfasst die vorhandenen Griffe mit beiden Händen. Das Gerät leitet dann einen schwachen und völlig ungefährlichen elektrischen Strom durch den Körper. Dabei misst es den Widerstand des Körpers gegen diesen Strom, Impedanz genannt. Die gemessenen Werte werden schließlich von der Software des Geräts analysiert.

Bei einer BIA ergeben sich anhand von Algorithmen und Modellen bestimmte Parameter zur Körperzusammensetzung. Dazu gehören Körperfettanteil, Muskelmasse, Wassergehalt und fettfreie Masse.

INFO

Körperfettwaagen funktionieren nur mit Handsensoren

Sie finden reißenden Absatz, doch viele haben ihre Namen nicht verdient: Statt Körperfettwaagen müssten sie eigentlich Beinfettwaagen heißen. Diese Geräte machen sich die unterschiedliche elektrische Leitfähigkeit von Fett und Muskeln zunutze. Fett leitet den Strom schlechter, hat also einen höheren Widerstand. Doch wenn ich mich nur mit den Füßen auf die Waage stelle, fließt der Strom an einem Bein hoch und am anderen wieder herunter. Aussagekräftige Daten kommen so nicht zustande. Zusätzliche Handsensoren sind unabdingbar, denn nur so lässt sich auch der Fettanteil im Oberkörper ermitteln.

1.6.1 Frauenbauch vs. Männerbauch

Wenn es um das gefährliche Fett rund um die Körpermitte geht, spielen neben der Ernährung auch das Geschlecht, das Alter, die Hormone und die Gene eine Rolle. Schauen wir uns zunächst die geschlechtsspezifischen Unterschiede an. Frauen sind hier leicht im Vorteil, weil sie eher dazu neigen, das weniger gefährliche subkutane Fett rund um Hüfte, Oberschenkel und Gesäß zu speichern. Bei Männern hingegen kann sich recht schnell und auch schon in jüngeren Jahren das viszerale Fett im Bauchbereich breitmachen. Das hat entsprechende Folgen: Obwohl Frauen einen insgesamt höheren Fettanteil aufweisen, sind sie laut der Deutschen Gesellschaft für Kardiologie trotz Übergewicht weniger durch Begleiterkrankungen des Stoffwechsels und Herzens gefährdet als Männer.

Mit zunehmendem Alter verändern sich die Muster der Fettverteilung bei beiden Geschlechtern. Das liegt vor allem am sich verändernden Hormonhaushalt. Frauen produzieren weniger Östrogene, Männer weniger Testosteron. Der Nachteil ist: Das Fett lagert sich nun auch vermehrt im Bereich rund um den Bauch an.

Wieder sind die Männer ein wenig benachteiligt, denn die Tendenz zur Speicherung von Bauchfett nimmt mit dem Alter immer mehr zu. Der Hauptgrund dafür ist: Die Muskelmasse nimmt ab, es sei denn man tut etwas dagegen. Bei Frauen verschiebt sich die Fettverteilung hin zu mehr Bauchfett in den Wechseljahren.

Auch hier spielt Insulin wieder eine entscheidende Rolle. Der Abbau von Insulin wird durch die weiblichen Geschlechtshormone, insbesondere durch Östrogene, reguliert. In der Menopause sinken die Spiegel der weiblichen Geschlechtshormone und der Abbau von Insulin wird gehemmt. Durch die geringere Abbaurate steigen die Insulinspiegel an und die Fettpölsterchen wachsen – besonders am Bauch. Was aber nicht bedeutet, dass nicht auch schon jüngere Frauen bei schlechter Ernährung zu viel Bauchfett einlagern können.

Hier spielen die Gene dem vermeintlich starken Geschlecht in die Karten. Männer besitzen bei gleichem Body-Mass-Index (BMI) von Natur aus etwa zehn Prozent mehr Muskelmasse als Frauen. Die

Muskeln haben einen entscheidenden Vorteil: Sie verbrauchen automatisch mehr Energie als Fett. Die Folge ist, dass der Mann bei gleicher Nahrungsaufnahme schneller abnimmt als die Frau. Aber mit unseren in diesem Buch vorgestellten und leicht umsetzbaren Maßnahmen gelingt das Abnehmen sowohl den Frauen als auch den Männern – und zwar garantiert.

1.7 Ein näherer Blick auf die Leber

Um noch besser zu verstehen, warum die in diesem Buch vorgestellten Ernährungstipps so erfolgreich sein können, müssen wir noch auf die Leber eingehen. Sie spielt im Zusammenhang mit dem Blutzuckerspiegel und dem körpereigenen Hormon Insulin eine ganz entscheidende Rolle.

Mit rund 1,5 Kilogramm Gewicht ist sie das größte und schwerste innere Organ und das einzige mit zwei Blutzufuhrkanälen: Da ist zum einen die Leberarterie, die das Blut aus dem Herzen zuführt und zum anderen die Leberpfortader, die das gesamte Blut aus dem Darm zuführt. Das Blut verlässt die Leber über die Lebervenen.

1.7.1 Die Aufgaben der Leber

Als zentrales Stoffwechselorgan hat die Leber sehr viele wichtige Aufgaben zu erfüllen:

- versorgt den Körper mit Nährstoffen
- baut Stoffwechselprodukte ab
- filtert alte Hormone und Blutkörperchen
- stellt Blutgerinnungsfaktoren für Wunden her
- baut Giftstoffe wie Ammoniak zu harmlosem Harnstoff um

- arbeitet als Hormonfabrik und bildet Wachstumshormone
- speichert und setzt das aktivierte Vitamin D frei
- sorgt für den Umbau von Schilddrüsenhormonen
- speichert Enzyme, Vitamine, Mineralien und Spurenelemente
- hält Zucker für schnelle Energie parat
- produziert täglich einen Liter Galle, um Fette aus der Nahrung zu emulgieren
- ist wichtiger Bestandteil des Immunsystems

1.7.2 Die Leber ist ein Berserker

Was die Leber ebenfalls zu einem besonderen Organ macht: Sie ist sehr hart im Nehmen. Selbst bei ungesunder Ernährung, Bewegungsmangel oder übermäßigem Alkoholkonsum arbeitet sie fleißig weiter und erfüllt ihre vielen Aufgaben. Sie passt sich den jeweiligen Bedingungen an – und genau das ist Fluch und Segen zugleich. Fluch vor allem deshalb, weil eine überlastete Leber lange Zeit unbemerkt bleibt. Sie verursacht keine Schmerzen, denn die noch nicht verfetteten Leberzellen übernehmen die Arbeit ihrer verstopften Kollegen. Nicht selten vergehen Jahre, bevor es zu den ersten Symptomen kommt. Das kann anhaltende Müdigkeit sein oder ein Druckgefühl im rechten Oberbauch. Diese Symptome werden oft auch noch falsch gedeutet und auf Stress zurückgeführt.

Für viele Menschen ein Segen ist, dass die Leber eine bemerkenswerte Selbstheilungskraft besitzt. Mit ausreichend Ruhe kann sie sich von den meisten Erkrankungen erholen, und durch eine angepasste Ernährung kann sie sich sogar von einer Fettleber zu einer gesunden Leber zurückentwickeln – zumindest, wenn man früh genug gegensteuert. Darüber hinaus ist die Leber ein nachwachsendes Organ. Bei einer Lebertransplantation kann mehr als die Hälfte der Spenderleber als Lebendspende entnommen und verpflanzt werden. Innerhalb weniger Monate wachsen sowohl beim Spender als auch beim Empfänger die Lebergewebe zurück zur ursprünglichen Größe.

1.7.3 Die Leber, die Bauchspeicheldrüse und das Insulin

Eine Hauptaufgabe der Leber ist es, uns vor dauerhaft erhöhten Blutzuckerwerten zu schützen. Sie nimmt normalerweise einen großen Teil des Zuckers aus dem Blut auf und speichert ihn als Glycogen, um den Blutzuckerspiegel stabil zu halten. Bei übermäßigem Konsum von Zucker oder Kohlenhydraten wird die Leber jedoch mit Glucose überlastet, was zu einer erhöhten Insulinproduktion in der Bauchspeicheldrüse führt. Das insulinreiche Blut fließt direkt in die Leber, wobei Insulin die Fettverbrennung hemmt und Fettablagerungen begünstigt, was zu einer Fettleber führen kann.

Ist die Speicherkapazität der Leber erschöpft, lagert sich Fett auch in der Bauchspeicheldrüse an, was zu einer Funktionsstörung der insulinproduzierenden Zellen führt. Dadurch sinken die Insulinspiegel und die Blutzuckerwerte steigen.

Bei ständiger Zuckerzufuhr versucht die Bauchspeicheldrüse, durch vermehrte Insulinausschüttung gegenzusteuern. Normalerweise sorgt Insulin dafür, dass Zucker in die Zellen aufgenommen wird. Sind diese jedoch bereits „zuckersatt", blockieren sie die weitere Zuckeraufnahme. Bildlich gesprochen: Innen hält jemand die Tür fest zu, während von außen versucht wird, das Schloss gewaltsam zu knacken. Als Folge bleibt der Blutzuckerspiegel erhöht, und die Bauchspeicheldrüse produziert noch mehr Insulin – ein Teufelskreis, der schließlich zum Typ-2-Diabetes führt.

INFO

Metabolisches Syndrom: Das unheilvolle Quartett

Mit zunehmendem Körperfettanteil und steigendem Übergewicht reagieren Fett- und Muskelzellen zunehmend weniger empfindlich auf Insulin. Dies markiert oft den Beginn des metabolischen Syndroms, das durch zu viel Bauchfett, hohe Blutzuckerwerte, Bluthochdruck und durch eine Störung des Fettstoffwechsels (Dyslipidämie) gekennzeichnet ist. Das metabolische Syndrom erhöht dramatisch das Risiko für chronische Erkrankungen, insbesondere Typ-2-Diabetes und Herz-Kreislauf-Erkrankungen.

1.8 Trotz allem: Übergewicht ist kein unüberwindliches Schicksal

Stellt sich nun die alles entscheidende Frage: Wie schaffe ich es abzunehmen? Unsere Gene, die über Jahrtausende unser Überleben gesichert haben, können wir nicht verändern. Also bleibt uns nur eine Option: Wir müssen unseren Lebensstil anpassen, um den Überschuss an Nahrung besser und cleverer zu bewältigen.

Eine Anpassung des Lebensstils, die sich wirklich lohnt, denn wenn Sie überschüssige Pfunde verlieren, wirkt sich das direkt positiv auf Ihre Gesundheit aus. Viele Risiken, die mit Übergewicht einhergehen, wie beispielsweise Herz-Kreislauf-Erkrankungen, Gelenkprobleme und Typ-2-Diabetes, lassen sich minimieren, rückgängig machen oder ganz verhindern.

Noch besser: Weil sich Blutdruck- und Blutzuckerwerte durch den Gewichtsverlust wieder normalisieren können, ist es oft möglich, Medikamente gegen diese Leiden zu reduzieren oder sogar ganz abzusetzen.

Der Schlüssel zum Gesundgewicht Sie können also den Weg zu einem gesünderen und schlankeren Leben einschlagen, und dabei spielt das körpereigene Hormon Insulin die entscheidende Rolle. Wenn Sie dieses Hormon reduzieren, ist es Ihnen nicht nur möglich, Ihr Gewicht schnell zu verringern. Sie können das Gewicht dann auch halten und es kommt nicht zum gefürchteten Jo-Jo-Effekt, wie bei den meisten anderen Ernährungsempfehlungen und Diäten. Denn nicht nur der ungesunde Lebensstil mit viel Zucker und Kohlenhydraten, auch Fertigprodukte, Rauchen, Schlaf- und Bewegungsmangel, Stress sowie Umweltgifte hängen stark mit erhöhten Insulinspiegeln zusammen und führen zu Übergewicht und Fettleibigkeit.

Diese Zusammenhänge haben wir gemeinsam mit anderen Wissenschaftlern aus Deutschland im Jahr 2018 in einem angesehenen medizinischen Journal veröffentlicht.[7] Außerdem wurde diese Arbeit von der *Ärztezeitung* als Titelgeschichte unter der Überschrift „Teufelskreis der Ernährung: Insulin verwandelt ungesunden Lebensstil in Adipositas“ vorgestellt.

Auf den nächsten Seiten erfahren Sie, welche wissenschaftlichen Erkenntnisse über die drastischen gesundheitlichen Auswirkungen

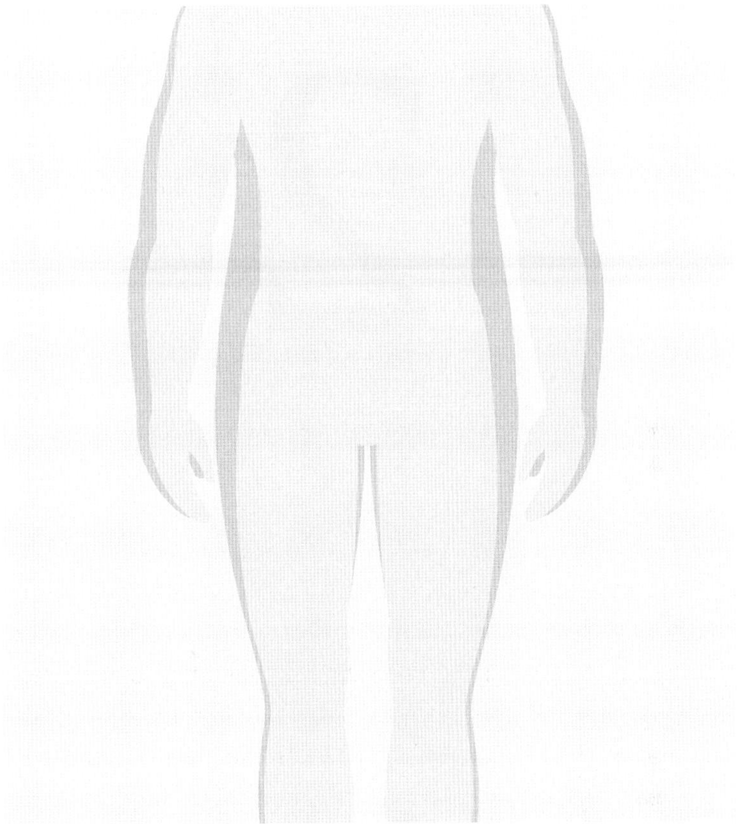

eines zu hohen Insulinspiegels im Kampf gegen Übergewicht vorliegen und wie Sie dauerhaft mit den hier vorgestellten Maßnahmen abnehmen können. Wenn Sie weiterlesen, werden Sie verstehen, wie Insulin als Krankheitsauslöser, die Insulinkartelle im Gesundheitswesen und jahrzehntelange Fehlinformationen über Fett zusammenhängen und vor allem, wie Sie durch Kontrolle Ihres Insulins dem Teufelskreis Übergewicht entkommen können.

2

Unsere Ernährung im Überblick

Die Nahrungsmittel, die wir täglich zu uns nehmen, sind die elementaren Bausteine unseres Lebens. Und zu diesen zentralen Grundlagen gehören Kohlenhydrate, Fette und Eiweiße.

2.1 Die Grundlagen unserer Ernährung

Zunächst geht es darum, die drei Hauptnährstoffe in unseren Lebensmitteln besser kennenzulernen und zu verstehen, wie sie im Körper genutzt werden und welche Prozesse sie beeinflussen:

- Kohlenhydrate (Zucker) und als wichtigster Regulator: das Superhormon Insulin
- Fette (Lipide)
- Eiweiße (Proteine)

2.2 Kohlenhydrate – ein Überblick

Werfen wir zunächst einen genaueren Blick auf die Kohlenhydrate. Bei ihnen handelt es sich um Verbindungen aus Kohlenstoff, Wasserstoff und Sauerstoff. Je nach ihrer Struktur unterscheidet man einfache und komplexe Kohlenhydrate und, was ganz wichtig ist: Alle Kohlenhydrate bestehen aus Ketten von Zuckermolekülen!

Bei der Verdauung werden sie in einzelne Bausteine aufgespalten und halten schnell verfügbare Energie für die meisten Körperfunktionen bereit.

Kohlenhydrate, die nur aus einem oder zwei Zuckermolekülen bestehen, bezeichnet man als einfache Kohlenhydrate. Zu diesen gehören Einfachzucker (Monosaccharide) und Zweifachzucker (Disaccharide). Zu den Monosacchariden zählen:

- Glucose, auch als Traubenzucker bekannt
- Fructose, der im Obst enthaltene Fruchtzucker
- Galactose, die man in Milchprodukten findet (siehe Abbildung rechts)

Bei der Überlegung, welche Zucker die Insulinproduktion anregen, schauen wir in erster Linie auf die Glucose.

Die Glucose ist der wesentliche Faktor, der die Insulinproduktion anregt.

Zu den Disacchariden zählt beispielsweise Haushaltszucker (Fachbegriff Saccharose). Er besteht aus Glucose und Fructose und ist in vielen süßen Lebensmitteln wie Kuchen, Desserts und Limonaden enthalten.

Auch Milchzucker (Lactose) ist ein Disaccharid und besteht aus Glucose und Galactose. Er kommt in der Milch aller Säugetiere vor, auch Joghurt und Kefir enthalten Lactose. In Quark und Käse ist dagegen kein Milchzucker, weil er dort durch den Fermentierungsprozess von Bakterien abgebaut wurde.

Ein weiteres Disaccharid ist Malzzucker (Maltose). Es besteht aus zwei Glucosemolekülen und kommt in einem weiteren Lieblingsgetränk der Deutschen vor: Bier. Dieser Zweifachzucker entsteht beim

Aufbau von Kohlenhydraten

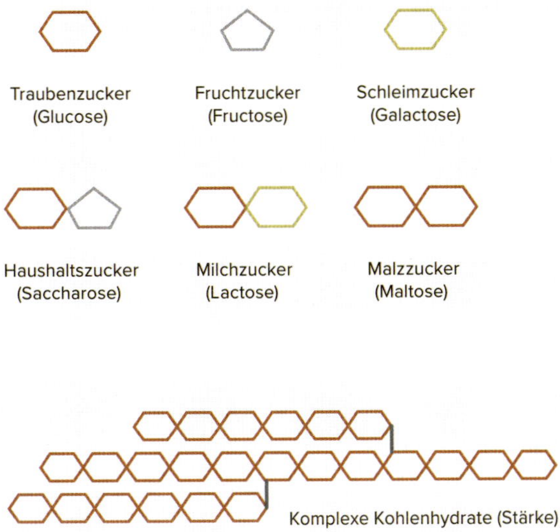

Mehrfachzucker werden durch Enzyme in Einfachzucker zerlegt, die dann über die Darmschleimhaut ins Blut aufgenommen werden.

Spalten der Stärke durch Enzyme, die man als Amylasen bezeichnet. Enthalten ist Malzzucker nicht nur im normalen alkoholhaltigem Bier, sondern auch in deutlich höheren Mengen im alkoholfreien Bier. Auch Malzzucker wird deutlich schneller gespalten als Haushaltszucker.

Neben den soeben beschriebenen Ein- und Zweifachzuckern gibt es auch noch Mehrfachzucker, Polysaccharide genannt. Sie bestehen aus sehr langen und verzweigten Glucoseketten. Das bekannteste Polysaccharid ist Stärke und findet sich unter anderem in Kartoffeln, Reis, Nudeln oder Brot. Lange Zeit ging man davon aus, dass die Glucosemoleküle in der Stärke nur sehr langsam aufgespalten werden – daher werden sie auch als komplexe Zucker bezeichnet. Heute weiß man es besser: Amylasen, die Verdauungsenzyme im Speichel und im Darm, benötigen für die Aufspaltung nur wenige Sekunden. Die Folge: Es entsteht purer Traubenzucker. Stärke, die nicht in ganzen Körnern verpackt ist, wird sogar schneller gespalten als Haushaltszucker. So hat beispielsweise Kartoffelpüree einen höheren glykämischen Index als Haushaltszucker. Mit anderen Worten: Die Glucose aus Kartoffelpüree ist schneller im Blut als die aus Haushaltszucker!

EXKURS

Ignoranz der Politik

Im August 2023 hatte Professor Martin einen Auftritt in der *heute-show spezial* „Süß oder sauer“. In dieser Sendung trat er neben den amtierenden Ministern

Professor Karl Lauterbach (Bundesgesundheitsminister) und Cem Özdemir (Bundesminister für Ernährung und Landwirtschaft) auf. Da beide Bundesminister sich nur auf die Rolle von Zucker als Ursache für das steigende Übergewicht in Deutschland festlegten, hat Professor Martin die beiden Minister eine Woche nach der Sendung mit einem öffentlichen Brief in der renommierten *Ärztezeitung* zu einer Fortbildungsveranstaltung nach Düsseldorf eingeladen, um ihnen die wissenschaftlichen Zusammenhänge einmal in Ruhe zu erklären. Die Minister haben das freundliche Angebot nicht nur nicht angenommen, sondern den ihnen über das ZDF persönlich zugestellten Brief nicht einmal beantwortet.[1] Anscheinend wollten sich die beiden Männer nicht mit Fachwissen belasten.

Obst hat nicht nur Fruchtzucker Wenn man sich nach gesunden Lebensmitteln erkundigt, kommt meist zuerst der Rat, mehr Obst zu essen. Es enthält viele Vitamine und Ballaststoffe. Doch Vorsicht: Entgegen der landläufigen Meinung enthält Obst nicht nur Fruchtzucker, sondern auch viel Glucose. So enthält eine Banane genau so viel Glucose wie ein Brötchen. Beerenfrüchte haben zwar weniger Glucose, aber wenn man diese in größeren Mengen verzehrt, wird auch sehr viel Insulin ausgelöst.

Früher gab es nur in der Erntezeit große Mengen an Obst. Für den Winter wurde Obst eingelagert oder eingeweckt. Heute bekommen wir das ganze Jahr über Obst aus vielen Ländern und es wird sogar als gesund empfohlen, am Tag fünf Portionen Obst zu verzehren. Die Folge: Personen, die hohe Insulinspiegel haben, erhöhen ihre Spiegel kontinuierlich weiter und wundern sich, warum sie immer mehr Gewicht zunehmen. Wir empfehlen „Obst“ ohne Zucker, mit anderen Worten: Gemüse! Es enthält alle Vitamine und Ballaststoffe, die in Obst enthalten sind, löst aber keine Insulinausschüttung aus.

INFO

Lactoseintoleranz

Manchen Menschen fehlt das Enzym Lactase oder es arbeitet nur sehr langsam. Sie können Milchzucker nur sehr schlecht verdauen und gelten deshalb als lactoseintolerant. Wenn diese Menschen lactosehaltige Lebensmittel zu sich nehmen, bekommen sie Magen-Darm-Probleme wie Bauchkrämpfe, Übelkeit oder Durchfall. Übrigens ist in lactosefreier Milch auch Glucose enthalten, denn bei diesen Produkten wurde die Lactose durch eine sogenannte enzymatische Spaltung in Glucose und Galactose aufgespalten. Das zeigt, dass die Nutzung lactosefreier Milch keine gute Idee ist, wenn man Gewicht abnehmen will.

TIPP

Bitte auch keine Hafermilch

Kuhmilch hat seit einiger Zeit keinen guten Ruf mehr, gilt sie doch zunehmend als ökologisch bedenklich. Immer mehr Menschen entscheiden sich als Alternative für Hafermilch. Wobei schon der Name nicht korrekt ist: Außer der weißen Farbe hat sie mit der „richtigen“ Milch nicht viel gemeinsam. Bei der Herstellung werden Haferflocken zerhackt und die enthaltene Stärke in Wasser gelöst. Dann wird die Hafersuppe filtriert und abgefüllt. Die Kosten für die Herstellung sind wesentlich geringer, trotzdem rufen die Hersteller deutlich höhere Preise dafür auf.

Für die Gewichtsabnahme ist Hafermilch nicht gerade förderlich. Ähnlich wie das zuvor erwähnte Kartoffelpüree enthält sie Stärke. Hinzu kommt, dass in 160 Millilitern Hafermilch genauso viel Traubenzucker enthalten ist wie in 200 Millilitern Cola – und Traubenzucker regt nun mal die Insulinproduktion an.

Tipp Wenn Sie aus ökologischen Gründen auf Kuhmilch verzichten wollen, dann greifen Sie besser zu Mandel- oder Sojamilch. Aber achten Sie immer auf Produkte ohne zugesetzten Zucker.

2.2.1 Glykämischer Index und glykämische Last

Der zuvor erwähnte glykämische Index (GI) zeigt, wie schnell der Blutzucker nach dem Essen von Lebensmitteln mit Kohlenhydraten steigt. Er wird durch die Fläche unter der sogenannten Blutzuckerkurve gemessen (siehe Abbildung rechte Seite). Der GI von 50 Gramm Glucose ist standardisiert auf 100. Lebensmittel werden mit dieser Referenz verglichen, indem man die Menge betrachtet, die genauso viele Kohlenhydrate wie 50 Gramm Glucose enthält.

- Niedrige Werte: GI unter 55
- Mittlere Werte: GI zwischen 55 und 70
- Hohe Werte: GI über 70

Allerdings ist es wenig sinnvoll, sich nur auf den GI zu konzentrieren. Warum das so ist, können wir an einem spannenden Beispiel erklären: Gekochte Karotten haben ebenso wie Weißbrot einen GI von 70. Allerdings bräuchte man sechsmal mehr Karotten, um dieselbe Kohlenhydratmenge zu erreichen, nämlich etwa 672 Gramm.

Deutlich aussagekräftiger ist deshalb die sogenannte glykämische Last (GL), denn sie berücksichtigt auch die Menge an Kohlenhydraten pro Portion. So sind in 100 Gramm Weißbrot etwa 50 Gramm Kohlenhydrate enthalten, während es in 100 Gramm Karotten nur sieben Gramm sind.

Die GL lässt sich wie folgt berechnen:
GL = (GI/100) × Menge der Kohlenhydrate pro 100 g des Nahrungsmittels

Allerdings ist es wichtig zu beachten, dass weder GI noch GL konstant sind, sondern durch den Gehalt an Fetten und Proteinen oder durch die Zubereitung beeinflusst werden. So haben beispielsweise gekochte Karotten einen GI von 70, während rohe Karotten nur einen GI von 30 haben. Kochen macht die Kohlenhydrate leichter verfügbar, was zu einer höheren Insulinausschüttung führen kann.

Glykämischer Index

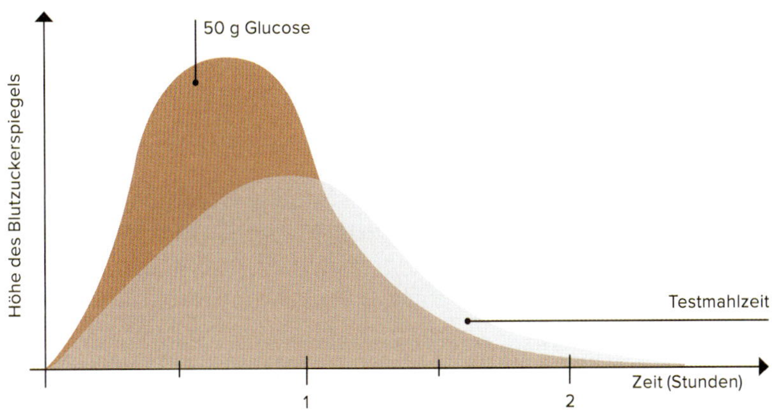

Ermittlung des GI
Die Fläche unterhalb der Blutzuckerkurve von 50 g Glucose entspricht 100 Prozent. Der glykamische Index (GI) einer Testmahlzeit mit 50 g verwertbaren Kohlenhydraten wird dazu ins Verhältnis gesetzt.

2.2.2 Wie Kohlenhydrate den Blutzuckerspiegel beeinflussen

Schauen wir uns aber noch etwas genauer an, was im Körper passiert, wenn wir Kohlenhydrate essen. Vorab noch mal kurz zur Erinnerung: Alle Kohlenhydrate bestehen aus Zuckermolekülen. Was auch heißt, dass nicht nur süße Lebensmittel Einfach-, Zweifach- oder Mehrfachzucker enthalten. Stärke beispielsweise ist ein Mehrfachzucker, der auch in vielen nicht-süßen Nahrungsmitteln enthalten ist. So auch im bereits erwähnten Kartoffelpüree, den Kartoffeln selbst und auch in Nudeln, Reis und Brot.

Schon im Mund wird Stärke durch die vorhin bereits erwähnten Amylasen in Sekundenschnelle in verschiedene Zucker gespalten. Das merken Sie, wenn Sie Brot längere Zeit kauen – es schmeckt dann irgendwann süß.

Sie sehen also: Auch Brot ist im Grunde purer Zucker oder, anders ausgedrückt, eine Süßigkeit.

Nach dem Kauen wandern die Kohlenhydrate durch die Speiseröhre in den Magen und dann weiter in den Darm. Dort zerlegen Enzyme alle Zucker und Kohlenhydrate in Einfachzucker wie Fructose, Galactose und Glucose.

Die logische Folge: Auch Brot lässt den Blutzuckerspiegel ansteigen. Und wenn der Glucosespiegel steigt, setzt die Bauchspeicheldrüse Insulin frei.

Der Blutzuckerspiegel steigt also nicht nur an, wenn Sie Haushaltszucker verzehren, sondern immer dann, wenn Sie kohlenhydrathaltige Lebensmitteln wie Kartoffeln, Brot, Reis, Nudeln und Obst essen (siehe Abbildung unten).

Blutzuckeranstieg nach dem Verzehr von Brot, im Vergleich mit der Aufnahme von Glucose

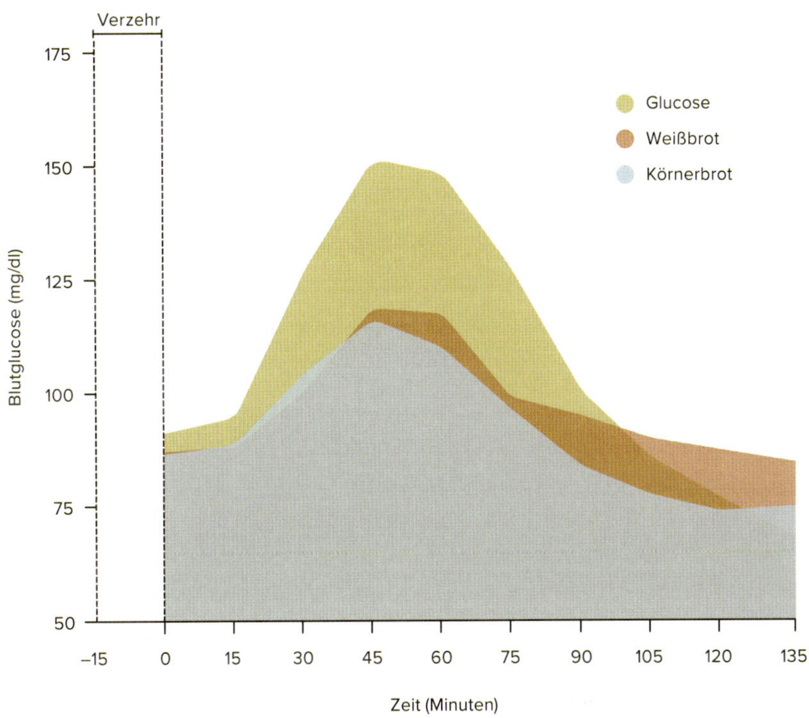

2.3 Superhormon Insulin

Kommen wir nun zum Hormon Insulin, dem Hauptdarsteller dieses Buches und der wichtigsten Stellschraube, wenn es darum geht, die Fettverbrennung zu aktivieren und Übergewicht abzubauen oder gar nicht erst zuzunehmen.

Die wichtigste Aufgabe von Insulin ist die Kontrolle des Blutzuckerspiegels. Das läuft folgendermaßen ab: Alle Kohlenhydrate werden in Einfachzucker zerlegt und mit dem Blut durch den Körper transportiert. Wenn Glucose zur Bauchspeicheldrüse gelangt, dringt sie in deren Zellen ein und löst die Freisetzung von gespeichertem Insulin aus. Dieses Insulin wird dann ebenfalls im Blut transportiert und wirkt an den Körperzellen wie ein Schlüssel: Es dockt an der Zelloberfläche an und öffnet die Tür zur Zelle, sodass die Glucose hineingelangen und zur Energiegewinnung genutzt werden kann. Doch das ist noch nicht alles. Insulin hat noch weitere wichtige Aufgaben:

Zuckerspeicher Insulin hilft dem Körper, überschüssige Glucose in der Leber und in den Muskeln als Glycogen zu speichern. Das ist clever, denn so kann der Zucker bei Bedarf freigesetzt werden, um den Blutzuckerspiegel stabil zu halten.

Stoffwechselsteuerung Neben dem Zuckerstoffwechsel beeinflusst Insulin auch den Fett- und Eiweißstoffwechsel sowie den Kaliumhaushalt. Das macht es zu einem enorm wichtigen Regulator für viele Stoffwechselvorgänge im Körper.

Aufbau von Eiweiß Insulin trägt dazu bei, dass Aminosäuren – das sind Eiweißbausteine – in die Zellen aufgenommen werden. Ein wichtiger Prozess, denn er ist am Aufbau von Proteinen beteiligt, die der Körper für Wachstum und zur Reparatur von Geweben benötigt.

Wachstum und Zellerhalt Als sogenanntes anaboles, also aufbauendes Hormon unterstützt Insulin das Zellwachstum und hilft beim Erhalt von Zellen. Daher kam Insulin im Spitzensport auch schon als Dopingmittel zum Einsatz.

Fettregulation Das ist die schon mehrfach erwähnte Wirkung von Insulin, die einen entscheidenden Faktor für die Gewichtsregulation darstellt: Insulin blockiert die Fettverbrennung und unterstützt die Speicherung von Fetten in den Fettzellen. Das hört sich im ersten Moment zwar nicht so toll an, hilft aber dabei, die Energieversorgung des Körpers zu steuern.

2.3.1 Insulin ist leider auch ein Dickmacher

Wie Sie nun wissen, ist Insulin ein lebenswichtiges Hormon mit zahlreichen wichtigen Aufgaben. Die meisten davon sind gut für uns, doch es gibt auch einen negativen Einfluss des Insulins, der mit unserem heutigen Lebensstil zusammenhängt: Insulin hat einen großen Einfluss auf das Körpergewicht und kann uns dick machen, weil es die Fettverbrennung blockiert.

Diese Erkenntnis ist die wissenschaftliche Basis dieses Buches. Um zu verstehen, warum Insulin eine so entscheidende Rolle beim

Übergewicht spielt, ist es ratsam, die biologischen Abläufe in unserem Körper noch etwas genauer unter die Lupe zu nehmen:

Die Ausschüttung von Insulin ist für unseren Körper ein klares Signal. Er weiß jetzt, dass ausreichend schnell verfügbare Energie in Form von Glucose im Blut vorhanden ist. Das bedeutet gleichzeitig, dass die Fettreserven geschont werden können und Fettverbrennung nicht nötig ist. Je nachdem, wie viele Kohlenhydrate man zuvor gegessen hat und wie viel Insulin freigesetzt wurde, kann sich der Fettverbrennungsstopp über Tage hinziehen. Das ist eine sehr wichtige Information, denn die Wirkung des Insulins auf den Blutzucker ist nach Stunden vorbei. Dies ist auch die Erklärung dafür, warum die Fettverbrennung nach einer kohlenhydratreichen Mahlzeit über Tage blockiert wird, aber mehr dazu später.

Der Insulinspiegel im Blut zeigt dem Körper also an, ob genug Glucose vorhanden ist. Wenn ja, lässt er die Fettreserven in Ruhe, weil er deren Energie nicht benötigt. Gleichzeitig fördert Insulin die Einlagerung neuer Fettreserven, weil überschüssige Glucose und Fructose in Fett umgewandelt und gespeichert wird – ein Teufelskreis, denn so bilden sich immer mehr Fettpolster.

Das Problem betrifft leider nicht nur das Fett in den ungeliebten Fettdepots. Bei ständig zu hohen Insulinspiegeln verfetten auch die Organe und es kommt zu der bereits beschriebenen Fettleber.

2.3.2 Der wissenschaftliche Nachweis

Die Erkenntnis, dass Insulin die Fettverbrennung blockiert und die Fettspeicherung fördert, ist das Ergebnis jahrelanger medizinischer Forschung. Dass ein erhöhter Insulinspiegel dick macht, haben schon vor über 40 Jahren Studien mit Ratten und Mäusen gezeigt.

Wissenschaftler haben in einer 1983 veröffentlichten Studie[2] gesunde Ratten 14 Tage lang mit Insulin behandelt und dabei die Insulindosis kontinuierlich höhergeschraubt. Die Folge:

Die Ratten haben bei diesem Experiment mit dauerhaft erhöhten Insulinspiegeln immer mehr gefressen und kräftig zugenommen.

Der Fachbegriff in diesem Zusammenhang lautet Hyperinsulinämie. In einem anderen Experiment[3] haben Mäuse, denen Forscher bestimmte menschliche Gene zur Insulinproduktion eingesetzt hatten, mehr und mehr Insulin produziert und ebenfalls deutlich an Gewicht zugelegt.

Also haben die Wissenschaftler vermutet, dass es sich bei allen Säugetieren, und somit auch beim Menschen, ähnlich verhält: Hohe Insulinspiegel führen zu einer Gewichtszunahme, und der Körper schützt sich vor zu niedrigen Blutzuckerwerten durch den Verlust der Insulinwirkung – die Insulinresistenz. Diese Resistenz wirkt sich aber nur auf die Blutzuckerwirkung von Insulin aus. Leider gibt es für die Blockade der Fettverbrennung durch Insulin keine Resistenz. Die Wissenschaftler sollten recht behalten. Schon seit vielen Jahren ist bekannt, dass Patienten mit einem insulinproduzierenden Tumor, einem sogenannten Insulinom, durch die hohen Insulinmengen deutlich an Gewicht zulegen.

EXKURS

Insulin und die Gene

Wir wissen heute, dass die Insulinspiegel beim Menschen von Genen reguliert werden. Dies hat man in sehr aufwendigen Untersuchungen nachgewiesen: Menschen mit Genvarianten, die eine Insulinproduktion fördern, haben größere Probleme mit dem Gewicht als Personen ohne diese Genvarianten.[4] Aber nicht jeder mit einer hohen genetischen Belastung für eine erhöhte Insulinproduktion wird auch direkt übergewichtig. Denn Gene sind in der Regel kein Schicksal, wir können sie durch unseren Lebensstil steuern. Wenn Menschen mit einer solchen genetischen Belastung viele Kohlenhydrate oder Fertigprodukte zu sich nehmen, produzieren sie immer mehr Insulin. Die Folge ist, dass sie immer weiter an Gewicht zunehmen. Vermutlich kennen Sie aber auch Menschen, die alles essen können und trotzdem nicht dicker werden. Sie haben keine dieser Genvarianten und produzieren nach dem gleichen Konsum von Zucker und Kohlenhydraten deutlich weniger Insulin.

Als es noch Hungersnöte gab, hatten Menschen mit der genetischen Belastung einer erhöhten Insulinproduktion sogar einen Überlebensvorteil: Wenn es Nahrung gab, konnten sie durch höhere Insulinspiegel schneller Gewicht zunehmen und hatten in Hungersnöten mehr Vorräte. Doch was über Jahrtausende hinweg ein Vorteil war, kehrt sich nun im Zeitalter des Nahrungsüberflusses zum Nachteil um.

Übrigens: Umgekehrt funktioniert das genauso. Wissenschaftler haben bei Mäusen die Gene für die Insulinausschüttung in der Bauchspeicheldrüse inaktiviert.[5] Dadurch reduzierte sich die Insulinproduktion um mehr als die Hälfte. Die Folge: Trotz fett- und kohlenhydratreicher Ernährung blieben die Nager schlank. Die reduzierte Insulinausschüttung hat sie vor Übergewicht bewahrt. Leider haben wir diese Möglichkeit beim Menschen (noch) nicht!

Fazit: Die wissenschaftlichen Erkenntnisse, auf denen die Ernährungsempfehlungen in diesem Buch beruhen, sind lange bekannt. Nur wurden sie in der Ernährungsmedizin bislang nicht konsequent umgesetzt. Genau das wollen wir jetzt ändern!

2.3.3 Kohlenhydrate und Insulinspiegel

Tauchen wir noch ein wenig tiefer in die Materie ein. Je mehr Kohlenhydrate Sie zu sich nehmen, desto mehr Insulin wird produziert und desto stärker ist die blockierende Wirkung des Insulins auf die Fettverbrennung. Das gilt insbesondere für den Verzehr von Lebensmitteln, die viel Zucker und Stärke enthalten. Sie lassen den Blutzuckerspiegel schnell und stark ansteigen. Dieser Blutzuckeranstieg bewirkt, dass in der Bauchspeicheldrüse viel Insulin ausgeschüttet wird und auch der Insulinspiegel rasch in die Höhe schnellt. Je mehr Insulin sich im Blut befindet, desto weniger Fett wird über einen längeren Zeitraum abgebaut (siehe Abbildung Seite 67 unten). Viele Kohlenhydrate sorgen durch den Verbrennungsstopp also dafür, dass die gespeicherten Fette in ihren Zelldepots bleiben, statt in Energie umgewandelt zu werden. Die logische Folge des häufigen oder gar dauerhaften Fettverbrennungsstopps durch zu viel Insulin: Sie werden dick!

Doch das muss nicht sein. Wenn Sie Ihre Ernährung umstellen und den Anteil der Kohlenhydrate reduzieren, tritt dieser gewichtige Effekt nicht auf. Diese kohlenhydratarme Ernährungsweise ist mittlerweile unter dem neudeutschen Begriff „Low-Carb" bekannt. Aber nicht nur Kohlenhydrate erhöhen die Insulinspiegel, sondern auch künstliche Süßstoffe oder die Ihnen bereits bekannten Emulgatoren, die in vielen hochverarbeiteten Lebensmitteln zu finden sind. Mehr dazu gleich.

INFO

Fettverbrennung auf Sparflamme

Wissenschaftler der Universität Tübingen konnten bereits 1999 in einem Experiment nachweisen, dass es zum Stopp des Fettabbaus kommt, wenn sich viel Insulin im Blut befindet.[6] Sie haben zwölf gesunden und schlanken Personen Insulin gespritzt und anschließend den Glyceringehalt im Blut gemessen. Zur Erklärung: Glycerin entsteht immer dann, wenn Fette zur Energiegewinnung gespalten werden. Je mehr Insulin den Studienteilnehmern gespritzt wurde, desto weniger Glycerin befand sich im Blut. Zusätzlich haben die Wissenschaftler die Fettverbrennung im Unterhautfettgewebe untersucht. Dazu wurde den Versuchspersonen ein kleiner Katheter ins Fettgewebe gelegt, um mittels Mikrodialyse den Glyceringehalt im Fettgewebe zu messen. Ergebnis: Mit steigenden Insulinmengen sank der Glyceringehalt und somit auch die Fettverbrennung. Eine Insulingabe, die der nach einer kohlenhydratreichen Mahlzeit entsprach, blockierte die Fettverbrennung um 80 Prozent. Fazit dieses Experiments beim Menschen: Steigt nach dem Verzehr einer kohlenhydratreichen Mahlzeit die Insulinmenge im Blut an, läuft die Fettverbrennung entweder auf absoluter Sparflamme oder wird über Tage komplett blockiert.

2.3.4 Je dicker, desto mehr Insulin

Insulin hat noch eine weitere große Tücke, und die hängt mit Ihrem Gewicht zusammen: Je mehr Pfunde Sie mit sich herumtragen, desto mehr Insulin schüttet der Körper aus und desto stärker wird die Fettverbrennung blockiert. Warum übergewichtige Menschen mehr Insulin ausschütten als schlanke Menschen, ist wissenschaftlich noch nicht vollständig verstanden. Aber es gibt Theorien, die dieses Phänomen erklären können: Zum einen spielen vermutlich auch hier bestimmte Gene eine Rolle. Zum anderen wird die Insulinmenge nicht nur durch die Ernährung, sondern auch vom Lebensstil beeinflusst.

Studien haben gezeigt, dass bestimmte Verhaltensweisen und Lebensumstände den Insulinspiegel ansteigen lassen. Ein paar Beispiele: Bei Menschen, die über längere Zeiträume hinweg sehr viel und sehr kohlenhydratreich essen, steigen die Insulinspiegel an. Das gilt ebenso für Menschen, die sich zu wenig körperlich bewegen und zu viel Zeit im Sitzen verbringen. Wir hatten schon darauf hingewiesen, dass Bewegung Insulin abbaut – wer sich nicht bewegt, hat höhere Insulinspiegel. Außerdem lassen Rauchen, Schlafmangel, Stress und Depressionen den Insulinspiegel ansteigen. Häufiger betroffen von hohen Insulinspiegeln sind auch Menschen, die sich in wirtschaftlich herausfordernden Situationen befinden, weil sie unter Dauerstress stehen und sich oft ungesünder ernähren.[7]

Nicht jeder Mensch produziert also gleich viel Insulin. Wenn Sie schon länger mit Übergewicht kämpfen, könnten Sie zu denjenigen mit einer genetisch bedingt hohen Insulinproduktion gehören. Trotzdem macht es keinen Sinn, Ihre Gene zu verfluchen. Ihren Vorfahren haben sie immer wieder geholfen, Hungerzeiten zu überstehen.

Trotz der Gene sind Sie dem Übergewicht nicht machtlos ausgeliefert. Sie müssen nur Ihren Lebensstil anpassen. Glücklicherweise ist das gar nicht so schwer. Im Rahmen Ihrer Ernährung müssen Sie nur dafür sorgen, dass Ihr Körper weniger Insulin ausschüttet. Dann nehmen Sie auch wieder ab. Wie das genau funktioniert, erfahren Sie im Praxisteil des Buches.

Möglichst viel bewegen Eine weitere Stellschraube haben wir schon im ersten Kapitel angesprochen: ein Plus an körperlicher Bewegung. Die Weltgesundheitsorganisation WHO empfiehlt Erwachsenen, mindestens 150 Minuten Ausdauertraining wöchentlich zu absolvieren, plus zwei Einheiten Krafttraining. Genau diese Kombination hat sich als ideal herausgestellt, um die Fettverbrennung zusätzlich anzukurbeln, denn Bewegung reduziert die Insulinspiegel. Wer es dann noch schafft, die falsche Freundin Zigarette aus dem Leben zu verbannen und Dauerstress meidet, kann gezielt gegen hohe Insulinspiegel vorgehen und hat allerbeste Chancen, um die überschüssigen Pfunde purzeln zu lassen.

Wichtig in diesem Zusammenhang Wenn Sie übergewichtig sind, ist Ihr Insulinspiegel nicht nur im nüchternen Zustand erhöht. Sie schütten auch nach dem Verzehr einer Mahlzeit mehr Insulin aus als eine schlanke Person. Und zwar auch dann, wenn Sie die gleiche Menge an Kohlenhydraten essen. Bei Übergewichtigen bleiben die Insulinspiegel zudem länger erhöht, was sich folglich negativ auf die Fettverbrennung auswirkt.

In unseren Sprechstunden beklagen sich Paare immer wieder darüber, dass beide exakt das Gleiche essen. Doch während die eine Person zunimmt, nimmt die andere möglicherweise sogar ab. Und jetzt wissen Sie ja auch, warum das so ist: Die Fettverbrennung wird bei Übergewichtigen stärker und über einen längeren Zeitraum blockiert und sie bekommen schneller wieder Hunger – Gewicht zu verlieren ist dann praktisch unmöglich. Doch genau das können Sie ja jetzt ändern.

INFO

Übergewicht und Insulinspiegel

Eine Untersuchung am Uniklinikum Basel lieferte den Nachweis für die höheren Insulinspiegel bei Übergewichtigen. Jeweils zwölf normalgewichtige Teilnehmer (BMI unter 25 kg/m²) und zwölf adipöse Teilnehmer (BMI über 30 kg/m²) bekamen immer jeweils die gleiche Menge Glucose verabreicht. Das Wissenschaftsteam hat dann beobachtet, was nach dem Verzehr mit dem Insulin passierte. Schon vor der Zuckeraufnahme waren die Insulinspiegel der adipösen Teilnehmer höher als die der schlanken Teilnehmer, was zur Folge hatte, dass bei ihnen auch nur die Hälfte der Fettverbrennung stattfand (siehe Abbildung rechts oben). Nach dem Verzehr von zehn Gramm Traubenzucker – das sind fünf Gummibärchen, 100 Milliliter Cola oder 100 Milliliter Orangensaft – sind die Insulinspiegel bei den Übergewichtigen sehr viel rascher und stärker angestiegen als bei den Normalgewichtigen. Bis zu einer Stunde brauchte das Insulin, um wieder das Ausgangsniveau zu erreichen.

Nach dem Konsum einer größeren Zuckermenge wurde der Unterschied zwischen Normal- und Übergewichtigen sogar noch deutlicher. Nach dem Verzehr von 75 Gramm Glucose – das entspricht beispielsweise einer halben Pizza oder ca. 700 Millilitern Cola – stieg der Insulinspiegel bei den Adipösen nach 30 Minuten mehr als doppelt so hoch wie bei den Schlanken und fiel erst nach drei Stunden wieder auf den Wert im nüchternen Zustand (siehe Abbildung rechts unten). Bei so hohen Insulinspiegeln bleibt die Fettverbrennung über knapp zwei Stunden zu 80 Prozent blockiert.

Die logische Folge Ohne Fettverbrennung können Sie nicht abnehmen. Das ist fast so, als würden Sie mit angezogener Handbremse ein Autorennen fahren: Es funktioniert einfach nicht. Alle Abnehmversuche sind zum Scheitern verurteilt, wenn das Insulin die Fettverbrennung zu großen Teilen ausbremst. Im Laufe dieses Buches lernen Sie, dieser tückischen Falle zu entkommen.

Körperreaktionen auf Zucker beziehungsweise Kohlenhydrate

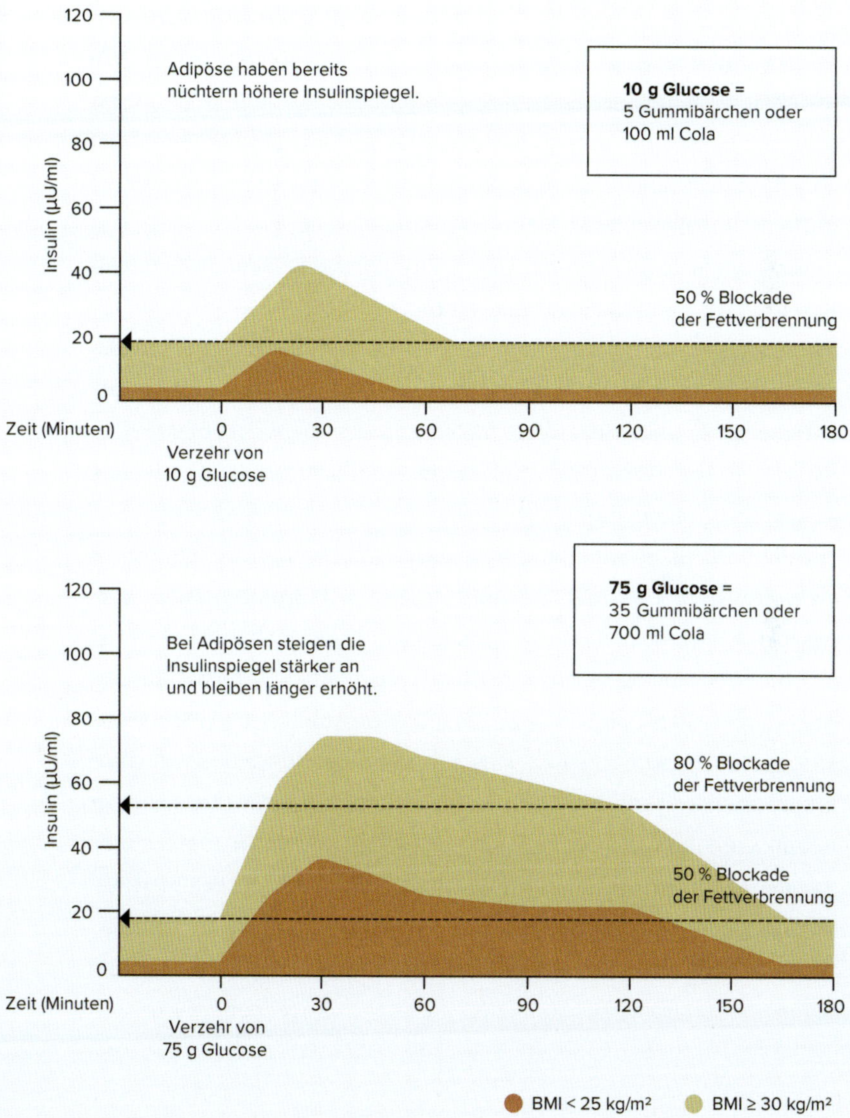

2.3.5 IDE – dieses Enzym sollten Sie kennen

IDE ist die Abkürzung für Insulin Degrading Enzyme. Dieses Enzym hilft dabei, Insulin abzubauen. Beim Abnehmen gilt: Je größer die im Körper vorhandene Menge an IDE, desto besser. Leider ist es so, dass manche Menschen über eine geringere Menge an IDE verfügen. Schuld sind auch hier wieder die Gene. Als Folge haben sie höhere Insulinspiegel im Blut und sind empfänglicher für Übergewicht. Aber trotz nachteilhafter genetischer Ausstattung muss man sich dem Schicksal nicht ergeben – man kann dennoch viel für die Beschleunigung des Insulinabbaus tun.

Allem voran geht das mit einem Plus an Sport: Eine Studie[8] hat gezeigt, dass ein Muskelaufbautraining dazu beitragen kann, mehr Insulin abzubauen, denn das Krafttraining wirkt sich direkt positiv auf das Immunsystem aus. Es fördert die Bildung des Botenstoffs Interleukin-6 (IL-6) und genau diese Substanz pusht die Aktivität von IDE. Menschen, die regelmäßig und ausreichend intensiv Sport treiben, können Insulin also viel besser abbauen.

Außerdem ist es wichtig, gegen zu viel Stress vorzugehen. Denn wenn der Körper ständig unter Strom steht, schüttet der Körper vermehrt Cortison aus. Auch als Stresshormon bekannt, bremst es ebenfalls den Insulinabbau. Menschen, die aus medizinischen Gründen über längere Zeit Cortison nehmen mussten, können ein Lied davon singen. Ohne mehr zu essen, steigt ihr Gewicht dramatisch an. Das erklärt auch, warum Frauen nach der Menopause bei gleichem Essverhalten zunehmen. IDE, das Insulin abbaut, wird durch Östrogene und andere weibliche Hormone aktiviert. Fallen die Hormonspiegel in den Wechseljahren ab, sinkt IDE und die Insulinspiegel steigen. Dadurch wird es für Frauen schwerer, ihr Gewicht zu halten oder abzunehmen.

Natürlich kann der Insulinabbau auch durch die Ernährung blockiert werden. Vor allem Kohlenhydrate hemmen die Aktivität von IDE. Mit den Ernährungstipps in diesem Buch können Sie das aber verhindern.

2.3.6 Nicht so viele Mahlzeiten

Einen weiteren Punkt, den es zu beachten gilt, betrifft die Häufigkeit der Mahlzeiten. Manche Diäten raten dazu, viele kleine Mahlzeiten über den Tag verteilt zu essen. Doch das sollten Sie lieber lassen: Nehmen Sie ohne nennenswerte Pausen Nahrung zu sich, insbesondere wenn es sich dabei um Kohlenhydrate handelt, kann sich die Bauchspeicheldrüse nicht ausruhen. Sie schüttet permanent Insulin aus und Sie wissen ja nun, was das bedeutet: Ihre Fettverbrennung ist permanent blockiert. Dadurch haben Sie keine Chance, Gewicht zu verlieren, im Gegenteil. Sie nehmen weiter zu und das geschieht umso schneller, je weniger Sie körperlich aktiv sind.

Empfehlenswert sind eher weniger Mahlzeiten und das Einhalten entsprechend langer Pausen dazwischen. Dann kann der Insulinspiegel wieder absinken und die Fettverbrennung kann starten.

Dieser Zusammenhang erklärt auch, warum das intermittierende Fasten, besser bekannt als Intervallfasten, so erfolgreich ist und beim Abnehmen hilft. Besonders beliebt ist die Methode, bei der man über einen Zeitraum von 18 Stunden nüchtern bleibt. Oder Sie legen zwei Fastentage pro Woche ein. Beide Methoden führen dazu, dass die Insulinspiegel fallen und dem Körper so die Fettverbrennung ermöglicht wird. Wer sich zusätzlich viel körperlich bewegt und dann auch noch auf Kohlenhydrate verzichtet, startet sogar einen „Fettverbrennungsturbo".

TIPP

Weder Hefeweizen noch Orangensaft

Anders als die Werbung es empfiehlt, sollten Sie auf das alkoholfreie Hefeweizen lieber verzichten, denn so boykottieren Sie die Fettverbrennung wieder. Sowohl das Hefeweizen als auch der Orangensaft enthalten Kohlenhydrate, die den Insulinspiegel in die Höhe schnellen lassen. Allerdings gibt es bei der Herstellung von alkoholfreien Bieren verschiedene Methoden. Eine davon ist, den Brauprozess früher zu stoppen. In diesem Fall wird der Malzzucker, der aus zwei Glucosemolekülen besteht, nicht in Alkohol umgewandelt. Diese alkoholfreien Biere haben einen stärkeren Einfluss auf die Insulinproduktion als alkoholhaltige Biere. Es gibt aber auch Sorten, die vollständig durchgebraut und anschließend entalkoholisiert werden. Diese Biere haben einen geringeren Einfluss auf die Insulinproduktion, da ein Großteil des Zuckers bereits in Alkohol umgewandelt wurde. Wer also alkoholfreies Bier trinken und gleichzeitig auf die Insulinproduktion achten möchte, sollte sich über die jeweilige Herstellungsmethode informieren. Die Auswirkungen auf den Körper können je nach Herstellungsverfahren unterschiedlich sein.

Nach einer sportlicher Aktivität sollten Sie selbstverständlich ausreichend trinken, aber bitte nur Wasser! Denn wenn Sie die Insulinspiegel durch Sport senken und dann in flüssiger Form Kohlenhydrate zu sich nehmen, ist die Fettverbrennung schnell wieder gestoppt.

2.3.7 Zusammengefasst: Die wichtigsten Infos

- Nach dem Essen sorgt Insulin dafür, dass der Blutzucker in die Zellen gelangt und die Blutzuckerspiegel abfallen.
- Insulin blockiert die Fettverbrennung und fördert die Fettablagerung.
- Je mehr Kohlenhydrate und Zucker Sie essen, desto mehr Insulin schüttet Ihr Körper aus.
- Auch gesunde Lebensmittel wie Obst und Fruchtsäfte enthalten große Mengen an Glucose und blockieren die Fettverbrennung.
- Übergewichtige Personen produzieren im Vergleich zu schlanken deutlich mehr Insulin und geraten leicht in einen Teufelskreis, der ihnen das Abnehmen erschwert.
- Auch Stress hemmt den Abbau von Insulin.
- Körperliche Aktivität fördert den Abbau von Insulin.
- Es kommt nicht auf die Kalorienzahl an, sondern auf die Zusammensetzung der Nahrung – je weniger Zucker und Kohlenhydrate, desto leichter purzeln die Pfunde.

2.4 Fette und ein fataler Irrtum

Kommen wir nun zu einem Nahrungsbestandteil, der völlig zu Unrecht einen sehr schlechten Ruf genießt. Denn auf die Frage, was die Menschen weltweit über Jahrzehnte immer dicker gemacht hat, antworten wohl die meisten: Fett und eine zu fettreiche Ernährung.

Doch die wahre Ursache für die verheerende Gewichtszunahme in allen Industrie- und mittlerweile auch in vielen Entwicklungsländern, der Grund, warum auch immer mehr Kinder übergewichtig sind und mit Krankheiten zu kämpfen haben, ist ein anderer: zu wenig Fett, auch in Deutschland mittlerweile als Low-Fat etabliert!

Eigentlich handelt es sich um einen fatalen Irrtum. Denn natürlich stellt sich die Frage, wie es möglich war, dass ganze Generationen falschen Ernährungsempfehlungen gefolgt sind. Bis heute glauben viele Menschen, Fett würde krank und dick machen, und ein Blick zurück zeigt auch, warum. Bevor wir aber diesen Blick zurückwerfen, ist es ratsam, sich die Fette etwas genauer anzuschauen.

2.4.1 Was sind Fette?

Fette gehören zu den Lipiden. Das ist eine Gruppe chemischer Verbindungen aus den Elementen Kohlenstoff, Sauerstoff und Wasserstoff. Sie haben eine besondere Struktur mit dem Grundbaustein Glycerin, an den drei Fettsäuren angehängt sind. Deshalb bezeichnet man sie auch als Triglycerid. Diesen Begriff haben Sie vielleicht schon einmal im Rahmen einer Blutuntersuchungen gehört. Wenn Sie die Ergebnisse eines Bluttests anschauen, finden Sie die Triglyceridwerte meist direkt unter den Cholesterinwerten aufgelistet. Diese Werte sind wichtig, denn sie zeigen an, wie viele freie Fette in Ihrem Blut vorhanden sind.

Fette gibt es in der Nahrung, aber auch in unserem Körper und viele denken dabei vor allem an die lästigen Speckrollen an Bauch, Hüfte und Oberschenkeln. In unserem Körper ist Fett aber nicht nur in den Depots eingelagert – es findet sich auch an vielen Stellen, an denen es wichtige Aufgaben erfüllt.

So besteht beispielsweise die Zellmembran, also die Hülle jeder Körperzelle, aus Fettsäuren. Die Zellmembran grenzt das Innere der Zelle gegenüber der Außenwelt ab und schützt den Zellkern und andere Zellbestandteile. Auch viele Hormone und sogenannte Signalmoleküle werden im Körper aus Fetten hergestellt. Sie steuern zusammen mit den Proteinen wichtige Funktionen in unserem Organismus. Und natürlich werden Fette auch von vielen Zellen zur Energiegewinnung genutzt.

Es gibt tierische und pflanzliche Fette, die nicht nur Geschmacksträger sind, sondern auch satt machen. Sie sind auch die Nährstoffe mit dem höchsten Energiegehalt. Fette sind beispielsweise reichlich in Fleisch, Speck, Fisch und Milchprodukten enthalten, viele pflanzliche Fette finden sich in Avocados, Nüssen und Pflanzenölen.

2.4.2 Fett macht nicht fett

Fette haben keinen guten Ruf. Viele von Ihnen haben gelesen, gehört und gelernt, dass Fett grundsätzlich schadet. Es macht dick und führt zu Herzinfarkten, so die weitverbreitete Annahme. Allein das Wort „Fett“ hat einen unangenehmen Klang und ruft negative Assoziationen hervor: Fettige Pommes, Fleisch mit dickem Fettrand, Speck – das alles klingt nicht gesund. Das ist nicht weiter verwunderlich, schließlich enthält Fett pro Gramm mehr als doppelt so viele Kalorien wie Kohlenhydrate oder Proteine.

Die Frage, die sich aber stellt: Hat die deutlich höhere Kalorienzahl der Fette wirklich etwas mit Übergewicht zu tun? Auf den ersten Blick ist das plausibel. Wer zu viele Kalorien zu sich nimmt, muss damit rechnen, dass sein Gewicht nach oben geht. Doch beim zweiten Blick sollten Ihnen Zweifel kommen. Denn wie kann es sein, dass Diäten mit hohem Fettanteil so erfolgreich beim Abnehmen helfen? Bei der kohlenhydratarmen, aber sehr fett- und eiweißreichen Atkins-Diät sind mehr als 3.500 Kalorien pro Tag erlaubt. Eigentlich sollten Frauen nicht mehr als 1.900 und Männer nicht mehr als 2.500 Kalorien täglich zu sich nehmen. Trotzdem nimmt man mit der Atkins-Diät ab. Die Erklärung: Die meisten Kalorien liefern Fette und Proteine, Kohlenhydrate sind dagegen nur in Maßen erlaubt. Die Atkins-Diät trägt also ebenfalls dazu bei, den Blutzucker zu optimieren, Insulinspitzen zu meiden und so Gewicht zu verlieren. Noch viel wichtiger aber an dieser Stelle: Sie haben jetzt schon mal den ersten Hinweis darauf bekommen, dass Fett nicht fett macht!

EXKURS

Warum Kalorienzählen nicht so wichtig ist

Wenn Menschen abnehmen wollen, lautet der Rat oft, auf die Kalorien zu achten: je weniger, desto besser. Deshalb bietet die Lebensmittelindustrie auch eine Vielzahl von kalorienreduzierten Produkten an. Insbesondere solle man Fett in der Nahrung reduzieren, schließlich enthält es – wie schon zuvor erwähnt – pro Gramm doppelt so viele Kalorien wie Eiweiß oder Kohlenhydrate.

Schauen wir uns in diesem Zusammenhang die Ergebnisse einer aktuellen Studie der Charité[9] in

Berlin an. Dort wurden über 500 Personen über drei Jahre zufällig in zwei Gruppen eingeteilt. Während die Kontrollgruppe Fett reduzieren und vermehrt Kohlenhydrate konsumieren sollte, wurden die Personen in der Interventionsgruppe dazu angehalten, den Fettkonsum zu erhöhen. Sie sollten insbesondere ungesättigte Fette zu sich nehmen. Vor und nach der Intervention wurden die Teilnehmer intensiv untersucht. Dazu gehörte auch eine Magnetresonanztomografie (MRT) zur Bestimmung des Bauchfetts. Das erstaunliche Ergebnis: Im Vergleich zur „Low-Fat-Gruppe“ kam es in der Gruppe mit dem erhöhten Fettkonsum zu einer signifikanten Abnahme des Bauchfetts. Auch die Blutfette besserten sich in der „High-Fat-Gruppe“.

Diese Ergebnisse weisen darauf hin, dass wahrscheinlich ausgerechnet der über Jahrzehnte propagierte reduzierte Konsum von Fetten zu der dramatischen Gewichtssteigerung weltweit beigetragen hat. Auch das Zählen von Kalorien und der Konsum von kalorienreduzierten Lebensmitteln wird in der Wissenschaft zunehmend als kontraproduktiv für eine Gewichtsabnahme angesehen. Es ist viel wahrscheinlicher, dass der Fettverzicht und der erhöhte Konsum von Kohlenhydraten die derzeitige Gewichtskatastrophe ausgelöst hast. Denn die aktuellen Daten machen eines deutlich: Fett macht nicht fett!

2.4.3 Die große Fettlüge

In den Supermarktregalen finden sich zuhauf fettarme Produkte, und wer auf seinen Figur achten möchte, greift zur Magerstufe beim Quark oder zu Pute statt Schweinebraten. Bis zum Jahr 2005 standen die Fette in der berühmten Ernährungspyramide ganz oben, gleich neben Zucker. Ganz oben heißt in diesem Zusammenhang: Bloß nicht zu viel davon essen, lieber mehrmals täglich zu Getreideprodukten greifen.

Fett wurde derart verteufelt, dass der US-Kongress 1977 sogar eine Deklaration veröffentlichte. Dort stand, man solle den Fettkonsum von 40 auf 30 Prozent senken, den Anteil der gesättigten Fette sogar auf nur zehn Prozent. Fett ist gefährlich, das war die Grundvoraussetzung dieser Deklaration. Den Anteil der Kohlenhydrate und der natürlich vorkommenden Zucker hingegen solle man von 28 auf 48 Prozent erhöhen. Und was die Amerikaner vormachen, haben viele Länder übernommen, auch Deutschland. Egal wen Sie heute fragen, was uns denn alle so dick gemacht hat und immer noch macht – die meisten dürften wohl antworten: das Fett.

Doch genau das stimmt eben nicht. Und auch wenn es sich wie ein Mantra anhört. Hier noch einmal:

Fett macht nicht fett! Eigentlich reicht schon ein Blick über den Atlantik, um zu sehen, dass die Deklaration nichts gebracht hat. Denn trotz der darin enthaltenen Ernährungsempfehlungen haben die Amerikaner immer weiter an Gewicht zugelegt. Bis zum Jahr 2030, so die Prognosen, ist jeder zweite US-Bürger adipös, also krankhaft übergewichtig. Doch auch hierzulande sieht es leider nicht mehr viel besser aus. Immer mehr Bundesbürger sind übergewichtig und immer mehr legen dramatisch an Gewicht zu. Ein Ende dieser Entwicklung ist nicht zu sehen.

> **Jahre später stellte sich heraus, dass die Studie, auf die sich die vor Fett warnende US-Deklaration beruft, massiv von der Zuckerindustrie gesponsort wurde.**

Auf den folgenden Seiten werden wir Ihnen deshalb nicht nur erzählen, wie es zu der Fettlüge kam. Auf Basis seriöser und moderner wissenschaftlicher Daten werden wir Ihnen zudem erläutern, was wirklich dick macht und warum.

2.4.4 Die Fettsäuren

Schauen wir uns also die Fette einmal etwas genauer an: Grundsätzlich unterscheidet man zwischen gesättigten und ungesättigten Fettsäuren.

Gesättigte Fettsäuren Wenn man sich gesättigte Fettsäuren schematisch ansieht, sehen sie aus wie ein Reißverschluss. Alle Zähnchen des Reißverschlusses greifen ineinander. Gesättigte Fettsäuren stecken vor allem in Fleisch, Eiern und Milchprodukten.

Einfach ungesättigte Fettsäuren Bei der Struktur der ungesättigten Fettsäuren kann man sehen, dass im Reißverschluss ein Zähnchen fehlt. Doch während der Reißverschluss an einer Jacke dann nicht mehr funktioniert, sind die Auswirkungen auf unseren Körper sehr viel besser. Deshalb lohnt sich auch hier ein genauerer Blick. Ungesättigte Fettsäuren, bei denen nur ein Zähnchen fehlt, bezeichnet man als einfach ungesättigte Fettsäuren. Sie haben einen positiven Einfluss auf den Cholesterinspiegel. Außerdem haben sie entzündungshemmende Eigenschaften und helfen dabei, den Blutzuckerspiegel zu stabilisieren. Gute Lieferanten für einfach ungesättigte Fettsäuren sind: kalt gepresstes natives Olivenöl, Avocados, Nüsse und Samen.

Mehrfach ungesättigte Fettsäuren Zu guter Letzt gibt es noch die mehrfach ungesättigten Fettsäuren. Bei ihnen fehlen gleich mehrere Zähnchen. Am bekanntesten sind sicherlich die Omega-3- und Omega-6-Fettsäuren, von denen Sie vermutlich schon gehört haben. Sie senken das Risiko für Herz-Kreislauf-Erkrankungen, wirken blutdrucksenkend und verbessern das sogenannte Lipidprofil. Dabei handelt es sich um die Konzentrationen von Lipiden wie Cholesterin (Gesamt-, HDL- und LDL-Cholesterin) und Triglyceriden im Blut. Außerdem wirken sie entzündungshemmend und haben positiven Einfluss auf die Gehirnfunktionen. Gute Lieferanten für mehrfach ungesättigte Fettsäuren sind: kalt gepresste Pflanzenöle wie Lein-, Walnuss-, Hanf- oder Rapsöl, Nüsse, Sojaprodukte, Samen, manche Blattgemüse sowie fettreicher Fisch.

Ein paar Worte zum Cholesterin Wer sich schon mal mit Ernährung und Diäten auseinandergesetzt hat, kennt die im Zusammenhang mit dem Lipidprofil soeben genannten Abkürzungen HDL und LDL. HDL steht für High Density Lipoprotein und LDL für Low Density Lipoprotein. Bei einem Lipoprotein handelt es sich um einen Komplex aus Eiweiß und Fett. Diese befinden sich im Blut und spielen die zentrale Rolle im Cholesterinstoffwechsel. HDL wird meist als das „gute Cholesterin" bezeichnet, da es überschüssiges Cholesterin aus den Geweben zur Leber transportiert. Dort wird es abgebaut und aus dem

Körper ausgeschieden. Im Gegensatz dazu gilt LDL als „schlechtes Cholesterin", da es Cholesterin in die Blutgefäße einlagern kann, was zur Entstehung von Arteriosklerose und damit zu einem erhöhten Risiko für Herz-Kreislauf-Erkrankungen führt.

Wichtig ist aber in diesem Zusammenhang: LDL-Partikel lassen sich in zwei Hauptsubtypen unterteilen: große, leichte LDL und kleine, dichte LDL. Die großen und leichten LDL, man bezeichnet sie auch als „fluffy" LDL, nehmen wir mit der Nahrung auf. Sie sind gar nicht so böse, da sie weniger schädlich für die Blutgefäße sind. Anders sieht es bei den kleinen und dichten LDL-Partikeln aus, welche in der Leber produziert werden. Ihre Menge ist genetisch bedingt, sie schaden den Gefäßen und erhöhen das Risiko für Herzinfarkte. Sie stehen auch im Zusammenhang mit weiteren Krankheiten wie Typ-2-Diabetes, nicht-alkoholbedingter Fettleber sowie chronischen Nierenerkrankungen.

Lange Zeit ging man davon aus, dass eine Reduzierung der tierischen Fette das Risiko von Herz-Kreislauf-Erkrankungen reduziert. Doch Studien[10] haben gezeigt, dass dem nicht so ist.

2.4.5 Woher stammt die Fettphobie?

Noch einmal, weil man es gar nicht oft genug sagen kann: Fette sind nicht die verteufelten Nahrungsbestandteile, zu denen sie lange Zeit gemacht wurden. Deshalb stellt sich die Frage: Wieso haben sie überhaupt einen so schlechten Ruf?

Um das zu verstehen, müssen wir eine kleine Zeitreise unternehmen. Sie führt uns dorthin, wo der Low-Fat-Wahn seinen Ursprung nahm, ins Amerika der 1950er-Jahre. Während Europa zu dieser Zeit noch mit den Folgen des Zweiten Weltkriegs beschäftigt war, beobachtete man in den USA einen dramatischen und beunruhigenden

Anstieg der Herzanfallrate. Als Herzanfall bezeichneten die Ärzte damals die Erkrankung, die wir heute als Herzinfarkt kennen und die bis etwa 1930 nur sehr selten vorkam.

Zunächst konnte sich keiner erklären, warum auf einmal so viele Amerikaner einen Herzanfall erlitten. Doch dann rückte ein damals renommierter Ernährungswissenschaftler namens Ancel Benjamin Keys (1904–2004) in den Blickpunkt des Interesses. Er arbeitete damals mit dem US-Militär zusammen und hatte im Zweiten Weltkrieg für die Fallschirmtruppen der US-Army die bekannten K-Rationen entwickelt. Dabei handelte es sich um energiereiche und nicht verderbliche Lebensmittelpakete, die pro Mahlzeit 3.200 Kalorien enthielten und aus harten Keksen, Trockenwurst, Schokolade und Bonbons bestanden. Die leichten, in einer wasserdichten Box transportierten Mahlzeiten galten als Notfallvorrat und sicherten vielen Soldaten das Überleben.

Fragwürdiges Experiment Dieser Ancel Keys führte 1944 an der University of Minnesota ein gewagtes Experiment durch, welches als „Minnesota Starvation Experiment" eine gewisse Berühmtheit erlangte. Er untersuchte, was passiert, wenn Menschen Hunger leiden. Insgesamt 36 Kriegsdienstverweigerer, die nicht in den Zweiten Weltkrieg ziehen wollten und sich (angeblich) freiwillig für das Experiment zur Verfügung gestellt hatten, unterzogen sich mehrere Monate unter Beobachtung einer extremen Mangelernährung. Hauptziel der Untersuchung war es, die körperlichen und psychischen Auswirkungen des Hungers und der anschließend erfolgten Rehabilitationsmaßnahmen zu beschreiben.

Noch heute gilt dieses Experiment als wesentliche Quelle für die Funktion des Hungerstoffwechsels. Keys beschäftigte sich allerdings weniger mit Übergewicht, sondern mehr mit Herzinfarkten und ihrer möglichen Ursache. So glaubte er nicht, dass Übergewicht und Herzinfarkt in irgendeiner Beziehung stehen würden. Er gehörte aber zu den ersten Wissenschaftlern, die erkannten, dass die zunehmenden Herzinfarkte mit Arteriosklerose in Verbindung stehen. Im Volksmund ist diese Krankheit als Arterienverkalkung bekannt.

In pathologischen Untersuchungen konnte Keys zeigen, dass sich bei Patienten mit einem Herzinfarkt fetthaltige Ablagerungen in den Gefäßen gebildet hatten. Folglich ging er davon aus, dass das Fett in den Wänden der Blutgefäße durch die Nahrungsfette in den Körper kommt.

Falsche Folgerung Während eines Sabbatjahres in England tauschte sich Ancel Keys mit einem italienischen Wissenschaftler über die hohe Infarktrate in den USA aus. In seiner Heimat, so der italienische Wissenschaftler, sei diese Erkrankung völlig unbekannt. Schnell hatten die beiden eine Erklärung – und einen Übeltäter – für die hohe Herzinfarktrate in den USA gefunden. Die Anfälle mussten mit den Ernährungsgewohnheiten der US-Bevölkerung zusammenhängen – genauer gesagt: mit den Nahrungsfetten.

Die Fette hatte Keys auch aufgrund ihrer hohen Energiedichte im Vergleich mit anderen Nahrungsbestandteilen im Verdacht. Er war sicher: Sie schädigen die Gesundheit und können sogar zum Tod führen. Er erstellte eine 7-Länder-Grafik, bestehend aus bereits bekannten Daten zum Fettkonsum und zur Herzinfarktrate. Und tatsächlich ließ sein Studienbericht von 1953 einen echten Zusammenhang vermuten: je höher der Fettkonsum, desto höher auch die Herzinfarktrate. In Japan und Italien, Länder mit traditionell eher fettarmer Ernährung, gab es deutlich weniger Herzinfarkte als in England, Kanada und den USA, wo oft fettreiches Essen auf dem Teller landete.

Hinzu kam, dass der der damalige US-Präsident Dwight D. Eisenhower 1955 seinen ersten Herzinfarkt hatte. Eisenhowers Arzt war mit Ancel Keys bekannt und zog ihn daher als Berater hinzu. Die beiden beschlossen, den Präsidenten auf eine fettarme Diät zu setzen, weil sie annahmen, dass auch sein Infarkt auf das Konto eines zu hohen Fettkonsums ging.

Doch nicht nur Eisenhower sollte sich von nun an fettarm ernähren, sondern die gesamte US-Bevölkerung. In großen Kampagnen wurde ihnen eingebläut, dass zu viel Fett die Gesundheit schädigen und einen Herzinfarkt verursachen könne. Die *New York Times* feierte Ancel Keys dafür als großen Wissenschaftler. Er genoss hohes Ansehen und schaffte es im Januar 1961 sogar auf den Titel des *Time Magazine*.

Doch er hatte auch Kritiker – und es stellte sich heraus, dass seine 7-Länder-Grafik methodisch nicht sauber war. Seine Darstellungen zum Zusammenhang von Nahrungsfetten und Herzerkrankungen waren in Wissenschaftskreisen umstritten. Einige warfen ihm gar vor, falsche Schlussfolgerungen gezogen zu haben: „Der Zusammenhang zwischen dem Anteil der Fettkalorien ... und der Sterblichkeit ... aufgrund von Herzerkrankungen stimmt nicht", schrieben sie in einem 1957 veröffentlichten Papier. Ihr Hauptvorwurf: Keys und das Studienteam der 7-Länder-Grafik hatten nicht nur Daten von sieben, sondern von 22 Ländern zur Verfügung. Bei der Veröffentlichung hatten sie sich aber nur die Länder herausgepickt, die zu ihrer Theorie der gefährlichen und tödlichen Fette passten.

Und tatsächlich: Wenn man sich die Daten aller Länder anschaut, sieht man, dass zum Beispiel Irland, Portugal und Finnland einen ebenfalls hohen Fettkonsum hatten, aber völlig unterschiedliche Herzinfarktraten aufwiesen. Länder wie Frankreich mit einem hohen

Fettverzehr, aber einer niedrigen Herzinfarktrate tauchten in Keys' Veröffentlichung gar nicht erst auf.

Das wollte dieser natürlich nicht auf sich sitzen lassen und er initiierte deshalb 1958 eine große Beobachtungsstudie mit insgesamt 16 Kohorten und rund 12.000 Männern aus sieben Ländern: den USA, Finnland, den Niederlanden, Italien, dem ehemaligen Jugoslawien, Griechenland und Japan. Über Jahre hinweg erfasste Keys das Ernährungsverhalten der Menschen und führte Blut- und Fitnessuntersuchungen durch. Das war ein immenser zeitlicher und finanzieller Aufwand, denn die Forschungsteams mussten mehrfach in die unterschiedlichen Länder reisen. Doch seine Theorie, dass die Infarkt- und Todesraten steigen, je mehr Fett man konsumiert, konnte er nicht beweisen.

Also machte Keys nicht mehr die Gesamtfette, sondern die gesättigten Fettsäuren als Ursache für die Herzinfarkte verantwortlich. Mit gravierenden Folgen bis zur heutigen Zeit: Mit seiner Aussage, dass gesättigte Fette der Herzgesundheit schaden, war die Basis für das Low-Fat-Dogma geschaffen.

2.4.6 Der verhängnisvolle Fehler mit dem Fett

Zuerst sind Millionen von Amerikanern und Briten, dann nahezu alle Nationen den Empfehlungen gefolgt, gesättigte Fettsäuren und Cholesterin zu reduzieren. Also hat man Steaks und Bratwurst durch Nudeln und Reis ersetzt, Margarine statt Butter aufs Brötchen geschmiert und Orangensaft statt Milch getrunken. Die Lebensmittelindustrie begann damit, immer mehr Low-Fat-Produkte auf den Markt zu bringen. Noch heute sind die Kühlregale in unseren Supermärkten voll von Low-Fat-Joghurt, Balance-Frischkäse mit nur 0,1 Prozent Fettanteil und Halbfettmargarine.

Wenig Fett und viele Kohlenhydrate – dieses Credo steckt heute immer noch in den Köpfen der meisten Menschen, wenn sie an gesunde Ernährung und ans Abnehmen denken.

Doch erst nachdem der US-Kongress und viele weitere Institutionen in anderen Ländern den Menschen empfahlen, weniger Fette und mehr Kohlenhydrate zu essen, versuchten Wissenschaftler herauszufinden, ob diese Empfehlungen gesundheitlich überhaupt sinnvoll sind. Aus heutiger Sicht kam eine Metaanalyse – das ist die Auswertung aller verfügbaren Studien zu einem Thema – zu dem Schluss, dass keinerlei wissenschaftliche Grundlage zu diesen Ernährungsempfehlungen vorlag.[11] Nicht eine einzige Studie konnte belegen, dass sich ein Fettanteil von weniger als 30 Prozent positiv auf die Gesundheit auswirkt.

Mit anderen Worten: Derart weitreichende Ernährungsempfehlungen hätte es niemals geben dürfen!

Zur Erinnerung: Kalorien sind nicht so wichtig Natürlich könnte man jetzt einwenden, dass in nur einem Gramm Fett 9,3 Kilokalorien stecken und damit mehr als doppelt so viel wie in Kohlenhydraten und Eiweißen. Doch der Vergleich hinkt. Wäre der Mensch ein Auto, könnte er nach dieser Überlegung mit einem Gramm Fett doppelt so weit fahren wie mit einem Gramm Kohlenhydraten. Aber der Mensch ist keine Maschine. Die Vorgänge im menschlichen Körper sind komplizierter und die Energiedichte, die Zahl der Kalorien also, spielt beim Übergewicht nur eine untergeordnete Rolle, da der Körper erst einiges tun muss, um die Energie nutzen zu können. Tatsächlich ist der Aufwand bei den drei Energieträgern – Fette, Proteine und Kohlenhydrate – unterschiedlich hoch.

2.4.7 Low-Fat macht fett!

Ein weiterer wichtiger Punkt, der die Low-Fat- und High-Carb-Empfehlungen ad absurdum führt: Wir müssten eigentlich eine gesunde und schlanke Gesellschaft sein. Doch das Gegenteil ist der Fall. Im Laufe der vergangenen 40 Jahre wurden wir immer dicker – und kränker. Das lag unter anderem daran, dass wir Fette durch Zucker und Emulgatoren ersetzt haben. Und was machen all diese Nahrungsbestandteile? Sie erhöhen den Insulinspiegel, blockieren die Fettverbrennung und machen uns dick. Seit der Veröffentlichung der beschriebenen Ernährungsempfehlungen sind zwar zahlreiche wissenschaftliche Studien erschienen, die die Zusammenhänge einer fettreichen Ernährung mit einer erhöhten Sterblichkeit nicht bestätigen konnten[12,13,14], aber das hat offensichtlich niemand wirklich gestört. Der Low-Fat-Hype hält bis heute an!

Auch in Deutschland halten wissenschaftliche Gesellschaften und Interessengruppen hartnäckig an ihren Empfehlungen einer kohlenhydratreichen und fettarmen Ernährungsweise fest. Hier stellt sich die Frage, welche Rolle die Nahrungsmittelindustrie spielt. Viele Wissenschaftler, die Jahre im Bereich Low-Fat geforscht haben, möchten ihr Lebenswerk vermutlich ungern infrage stellen.

Low-Fat wird immer noch empfohlen, auch wenn Studien die Sinnhaftigkeit längst widerlegt haben.

2.4.8 Der aktuelle Stand der Forschung zu Fetten

In den vergangenen Jahren wurden viele Ergebnisse einer bahnbrechenden und mit hohem Aufwand betriebenen randomisierten Ernährungsstudie namens PREDIMED aus Spanien veröffentlicht.[15] PREDIMED steht für „Prevencion con Dieta Mediterranea" was übersetzt heißt: Prävention mit mediterraner Diät.

In der Low-Fat-Gruppe kam es zu mehr Herzinfarkten, Schlaganfällen und Todesfällen als in der High-Fat-Gruppe.

Die Erkenntnisse dieser Studie sind so bedeutend, dass es sich lohnt, sie genauer unter die Lupe zu nehmen. An der auf sieben Jahre angelegten Studie beteiligten sich mehr als 7.500 Spanier, die ein hohes Risiko für Herzinfarkte und Schlaganfälle hatten. Die Teilnehmer wurden per Zufallsprinzip in drei unterschiedliche Gruppen eingeteilt:

Gruppe 1 Diese Gruppe sollte das Nahrungsfett auf weniger als 30 Prozent der Gesamtenergiemenge reduzieren – das war die Low-Fat-Gruppe.

Gruppe 2 Die zweite Gruppe folgte einem mediterranen Ernährungsmuster: viel Gemüse und viel Fisch. Zusätzlich erhielten die Teilnehmer täglich 30 Gramm Nüsse (eine Mischung aus Mandeln, Haselnüssen und Walnüssen). Wie Sie vermutlich wissen, sind Nüsse sehr fettreich. Vor einigen Jahren dachte man sogar, sie würden der Gesundheit schaden. Heute weiß man es besser: Die ungesättigten Fettsäuren in den Nüssen sind überaus gesund. Das war die eine Gruppe mit einem erhöhten Fettkonsum.

Gruppe 3 Diese dritte Gruppe folgte ebenfalls der mediterranen Ernährungsweise und bekam zusätzlich (statt der Nüsse) pro Woche einen Liter Olivenöl zur Verfügung gestellt. Sie sollte möglichst viel davon beim Zubereiten der Nahrung einsetzen und zusätzlich zwei bis drei Esslöffel Olivenöl täglich konsumieren. Das war die andere Gruppe mit einem deutlich erhöhten Fettkonsum. Also hat man in der Studie zwei High-Fat-Gruppen mit einer Low-Fat-Gruppe verglichen.

In dieser Studie ging es allerdings nicht primär um das Gewicht, sondern um den Vergleich, welche Ernährung besser schützt. Man wollte prüfen, wie viele Herzinfarkte, Schlaganfälle und Todesfälle in jeder der drei Gruppen auftraten. Nach viereinhalb Jahren veranlasste die Ethik-Kommission, die Studie abzubrechen. Der Grund: In der Gruppe mit der fettarmen Ernährung traten deutlich mehr Herzinfarkte, Schlaganfälle und Herz-Kreislauf-Todesfälle auf als in den beiden Gruppen mit der fettreichen Ernährung.

Aus ethischen Gründen war es also nicht mehr länger vertretbar, den Teilnehmern der Low-Fat-Gruppe eine fettreiche Ernährung vorzuenthalten und sie dadurch einem höheren Herz-Kreislauf-Risiko auszusetzen.

Auch der Blick auf die Waage zeigte: Die Teilnehmer, die sich fettreich ernährten, hatten nicht, wie man vermuten könnte, an Gewicht zugelegt. Es verhielt sich genau umgekehrt. Die Olivenölgruppe hatte deutlich mehr Gewicht verloren als die Gruppe, die sich fettarm ernährt hatte.

Was lernen wir auch aus dieser Studie? Fett macht nicht nur nicht fett, es schützt sogar vor Herzinfarkten, Schlaganfall und früherem Tod!

Die durch ihr exzellentes Studiendesign hervorstechende PREDIMED-Studie hatte zudem gezeigt, wie gesund die pflanzlichen Fette in Nüssen und Olivenöl sind.

Diese Studie wurde in der Zwischenzeit durch eine weitere Studie namens CORDIOPREV bestätigt.[16] In dieser Studie wurden Personen mit Herzinfarkt entweder fettarm oder mit Olivenöl behandelt. Auch dabei zeigte sich, dass die Olivenölgruppe unter weniger Herz-Kreislauf-Auffälligkeiten leiden musste.

Wäre Olivenöl ein Medikament, müsste es jedem Menschen mit Herzinfarkt oder Schlaganfall verschrieben werden.

Ein paar Worte zu tierischen Fetten Doch wie sieht es mit tierischen Fetten aus? Auch hier hat eine Studie die nötigen Erkenntnisse gebracht. An der sogenannten PURE-Studie (Prospective Urban Rural Epidemiology) nahmen weltweit mehr als 130.000 Teilnehmer aus 18 Ländern und allen fünf Kontinenten teil.[17] Auch sie konnte nachweisen, dass ein erhöhter Fettkonsum die Sterblichkeit nicht erhöht, sondern sogar davor schützt. Dabei spielt es kaum eine Rolle, ob die Menschen hauptsächlich gesättigte oder ungesättigte Fettsäuren zu sich nehmen. Was sich aber ebenfalls klar zeigte:

Je mehr Kohlenhydrate die Menschen zu sich nahmen, desto höher war die Sterblichkeit.

In der Studie, die mehr als siebeneinhalb Jahre dauerte, zeigte sich, dass Menschen, die sich zu rund 35 Prozent von Fett ernähren – egal ob gesättigt oder ungesättigt –, ein um 23 Prozent geringeres Sterberisiko haben als die, die nur 11 Prozent Fett zu sich nehmen.

Mit den Ergebnissen von PREDIMED, PREDIOPREV und PURE bewegen wir uns also noch ein Stück weiter weg vom Low-Fat- und High-Carb-Hype. Sie ermöglichen uns, völlig neue Ernährungsempfehlungen aufzustellen:

Die neuen Ernährungsempfehlungen lauten: High-Fat und Low-Carb, also viel Fett und wenig Kohlenhydrate!

Auch eine der renommiertesten kardiologischen wissenschaftlichen Fachgesellschaften, das American College of Cardiology, hat in einer großen Übersichtsarbeit davor gewarnt, Fette weiterhin zu verteufeln.[18]

Wie Sie von Low-Carb zu Low-Insulin und dadurch zum Abnehmen und zu einer gesunden Ernährungsweise kommen, zeigen wir Ihnen im nächsten Kapitel. Doch zunächst sollten wir uns noch dem dritten Hauptnährstoff widmen, den Eiweißen.

2.5 Proteine sind lebenswichtig

Wir brauchen sie Tag und Nacht, denn unser Körper muss ständig für Erneuerung, Wachstum, Erhalt und Reparatur von Zellen und Geweben sorgen. Der unentbehrliche Reparatur- und Baustoff dafür sind die Eiweiße, auch Proteine genannt. Da gibt es beispielsweise die roten Blutkörperchen, die zu 90 Prozent aus dem Protein Hämoglobin bestehen. Ihre Lebensdauer beträgt gerade einmal zwölf Wochen. Danach wird das Hämoglobin wieder in Aminosäuren, die Bausteine der Eiweißstoffe, zerlegt. Ein Teil wird abtransportiert, ein anderer im Recyclingverfahren dazu verwendet, um neue rote Blutkörperchen zu produzieren.

Das gleiche passiert auch mit Hormonen und Enzymen sowie den Antikörpern, den wichtigen Helfern unseres Immunsystems. Im

Körper schwirren Zehntausende von Proteinen herum, die ebenso viele Aufgaben haben. Eiweiß ist ein wichtiger Stoff zum Erhalt unserer Gesundheit und Vitalität sowie zur Wiederherstellung von gebrauchtem oder geschwächtem Zellmaterial. Ohne Keratin wächst kein Haar oder Fingernagel, ohne Kollagen gäbe es keine schöne Haut, ohne mineralsiertes Dentin hätten wir keine Zähne. Hinzu kommt, dass Eiweiß auch eine sehr wichtige Energiequelle ist. Sie wird immer dann angezapft, wenn nicht genügend Fette oder Kohlenhydrate zur Verfügung stehen.

Jedes Körpergewebe, einschließlich Knochen, Haut, Muskeln und Organen, ist aus Proteinen zusammengesetzt. Wir brauchen sie, damit das Gewebe seine jeweilige Aufgabe erfüllen kann. Gelangt das Eiweiß über die Nahrung in den Körper, wird es in kleine Untereinheiten, die sogenannten Aminosäuren, zerlegt. Nur so können sie die Darmwand passieren und ins Blut gelangen. Der menschliche Körper baut sich dann aus den nach einer Mahlzeit hereinströmenden Aminosäuren seine Eiweiße zusammen. Er braucht dazu ständig 22 Aminosäuren. Viele kann er selbst herstellen, neun müssen unbedingt über die Nahrung zugeführt werden, weshalb sie auch essenzielle Aminosäuren heißen.

Tierische Eiweißquellen sind Fleisch, Geflügel, Fisch und Meeresfrüchte sowie Eier und Milchprodukte. Pflanzliches Eiweiß liefern Getreide, Soja und Hülsenfrüchte.

2.5.1 Was Eiweiße so alles können

Der menschliche Körper besteht zu 15 Prozent aus Eiweiß. Bei einer 70 Kilogramm schweren Person sind das knapp elf Kilogramm, meist in Form von Muskelmasse. Diese 15 Prozent mischen überall mit im Körper, sie erledigen unzählige Aufgaben und wirken sich vielfältig auf unsere Gesundheit und Fitness aus.

So stärkt eine gute Eiweißversorgung die körpereigene Abwehr und schützt unsere Zellen vor Angriffen durch Erreger und schädliche Substanzen. Proteine sind für viele Zellen die Hauptenergiequelle, so beispielsweise die Aminosäure Glutamin für eine bestimmte Art von weißen Blutkörperchen. Diese Abwehrzellen müssen sich ständig erneuern und im Krankheitsfall stark vermehren. Deshalb ist es ratsam, auf eine ausreichende Zufuhr zu achten.

Wer einen Teil der Kohlenhydrate durch zusätzliches Eiweiß austauscht, senkt mit dieser einfachen und schmackhaften Veränderung der Mahlzeiten den Druck in seinen Blutgefäßen. Sinkt der Blutdruck, werden Arterien und Venen weniger stark belastet. Sie danken es mit weniger Ablagerungen an ihren Wänden, und als Folge verringert sich das Risiko für Herzinfarkt und Schlaganfall. Durch die Reduktion der Kohlenhydrate sinkt so ganz nebenbei auch der Insulinspiegel.

Eiweiß ist eine Heißhungerbremse Nicht zu unterschätzen ist auch der Einfluss von Eiweiß auf unseren Appetit. Wenn Sie zu denen gehören, die oft Lust auf Süßes verspüren oder Heißhunger haben, könnte das an einer zu geringen Eiweißaufnahme liegen. Dazu ein Beispiel: Ein proteinarmes und zugleich kohlenhydratreiches Frühstück wie Toast mit Marmelade lässt den Blutzucker ungebremst in die Höhe schießen. Als Gegenreaktion und zum Schutz der Gefäße versucht der Körper, mithilfe des Hormons Insulin, den Blutzucker wieder zu senken. Allerdings zwingt der heftige Blutzuckeranstieg den Organismus dazu, einen Insulinüberschuss zu produzieren – mit der Folge, dass der Blutzucker unter das Ausgangsniveau sinkt. Die meisten fühlen sich dann zittrig und nervös. Eine Heißhungerattacke begleitet diesen unangenehmen Zustand. Der erneute Griff zu schnellen Kohlenhydraten, um das Zuckerloch zu verlassen, ist somit vorprogrammiert. Wer diesen Teufelskreis durchbrechen möchte, sollte eiweißhaltige Lebensmittel essen. Sie verhindern, dass Kohlenhydrate aus einer Mahlzeit zu schnell ins Blut abgegeben werden. Die Folge: Der Blutzucker schießt nicht in die Höhe und kann folglich auch nicht so schnell in die Gegenrichtung steuern. Mit einem Eier-Omelett hat der Heißhunger keine Chance.

2.5.2 Keine Angst vor Eiweiß

Wie auch beim Fett kursieren zum Thema Eiweißkonsum Mythen und Halbwahrheiten. So soll ein Zuviel an Eiweiß in der Nahrung die Nieren schädigen und die Sterblichkeit erhöhen.

Gut, dass es in diesem Zusammenhang ebenfalls wissenschaftliche Studien gibt. Eine aktuelle Studie aus Schweden[19] hat bei älteren Patienten mit Nierenschädigung den Einfluss einer eiweißreichen Ernährung auf die Sterblichkeit untersucht. Den Wissenschaftlern kam dabei zugute, dass es in Schweden große Krankheits- und Sterberegister gibt, in die alle Gesundheitsdaten der Bewohner einfließen und die für wissenschaftliche Studien zur Verfügung stehen. Aufgrund des Datenschutzes ist so etwas in Deutschland undenkbar.

Die Forscher identifizierten über 4.700 Personen im mittleren Alter von 78 Jahren, bei denen eine leichte bis mittelschwere Nierenschädigung vorlag. Gleichzeitig wurde im Rahmen der Studie das Essverhalten erfasst. Innerhalb des zehnjährigen Beobachtungszeitraums verstarben 1.460 Personen. Das für viele wohl erstaunliche Ergebnis:

Je mehr Eiweiß die Senioren mit der Nahrung aufgenommen hatten, umso geringer war die Sterblichkeit.

Dieser Zusammenhang konnte auch bei Personen mit einer ausgeprägteren Nierenschädigung nachgewiesen werden. Da fast 70 Prozent des aufgenommenen Eiweißes aus tierischen Quellen stammte (also Fleisch oder Milchprodukte), kann man diese Ergebnisse zwar nicht unbedingt auf den Konsum pflanzlicher Eiweiße übertragen. Sie bringen aber einen weiteren Ernährungsmythos ins Wanken, denn tierisches Eiweiß ist besser als sein Ruf!

2.5.3 Ausreichend ist nicht optimal

Allerdings ist gut zu wissen, dass die tägliche Zufuhr von 0,8 Gramm Eiweiß pro Kilogramm Körpergewicht zwar ausreichend ist, um alle wichtigen Körperfunktionen am Laufen zu halten. Ergebnisse zahlreicher Studien[20] belegen allerdings, dass viele Menschen von einem zusätzlichen Plus an Eiweiß auf dem Teller profitieren. Besonders ältere Menschen und alle, die abnehmen wollen, können so einen Muskelabbau verhindern. Selbst im Krankheitsfall kann die Extraportion Eiweiß einem schneller wieder auf die Beine helfen!

Eiweißarme Lebensmittel machen dick Ein Zuwenig an Eiweiß hat zudem Einfluss auf unser Gewicht. Gibt man beispielsweise Tieren eiweißarmes Futter, dann fressen sie so viel davon, bis ihr Proteinbedarf gedeckt und ihr Eiweißhunger gestillt ist. Bei einem eiweißreichen Futter wäre ihr Hunger sehr viel früher gestillt. Mittlerweile diskutiert die Wissenschaft, ob das beim Menschen nicht ähnlich ist. Unser Organismus scheint die Versorgung mit dem lebensnotwendigen Nährstoff abzusichern, indem er uns so viel Nahrung essen lässt, bis wir damit ausreichend Eiweiß aufgenommen haben. Da unser Industrie-Food häufig eiweißarm – und dafür reich an Kohlenhydraten – ist, nehmen wir folglich viel Glucose auf, wenn wir über solche Lebensmittel unseren Eiweißhunger stillen wollen. Und aufgrund des dadurch entstehenden Insulinanstiegs hat man schnell wieder Hunger und blockiert die Fettverbrennung.

Tierisch gutes Eiweiß Wenn es um die besten Eiweißquellen geht, kommt man an tierischen Quellen nicht vorbei. Je ähnlicher die Aminosäurezusammensetzung eines Lebensmittels der unseres Körper ist, desto höher ist seine biologische Wertigkeit und umso leichter lässt es sich im menschlichen Körper verwerten. Hinzu kommt, dass bei pflanzlichen Lebensmitteln oft eine der essenziellen Aminosäuren nur in sehr geringen Mengen vorhanden ist. Ist diese eine Aminosäure verbraucht, kann kein weiteres Körperprotein mehr aufgebaut werden. Deshalb trägt sie auch den Namen essenzielle Aminosäure, da sie den gesamten Aufbauprozess stoppt, obwohl von allen anderen Aminosäuren noch ausreichend zur Verfügung steht.

INFO

Verdaulichkeit und hochwertiges Eiweiß

Im Labor ist es mit dem sogenannten „Digestible Indispensable Amino Acid Score“ möglich, die Verdaulichkeit von Eiweißen zu ermitteln. Spitzenreiter sind demnach die Proteine aus Milch, dicht gefolgt vom Ei. Eine hohe Verdaulichkeit hat auch das Protein aus Rindfleisch. Danach folgen mit beträchtlichem Abstand pflanzliche Eiweißlieferanten wie Erbsen, Reis und Bohnen.

Wie viel vom aufgenommenen Eiweiß in unserem Körper ankommt, hängt aber nicht nur davon ab, welche Aminosäuren im jeweiligen Lebensmittel zu finden sind, sondern auch von der Zubereitungsart. Beim Braten oder Frittieren entsteht große Hitze und die verändert auch das Eiweiß. Die enthaltenen Aminosäuren gehen neue chemische Verbindungen ein. Diese sind für uns Menschen nur noch schlecht oder gar nicht mehr verwertbar.

Tipp für Steak-Liebhaber: bei der Zubereitung das Fleisch lieber schonend und mit möglichst niedrigen Temperaturen zubereiten. So kommt wesentlich mehr vom wertvollen tierischen Nahrungseiweiß unbeschadet in unserem Körper an.

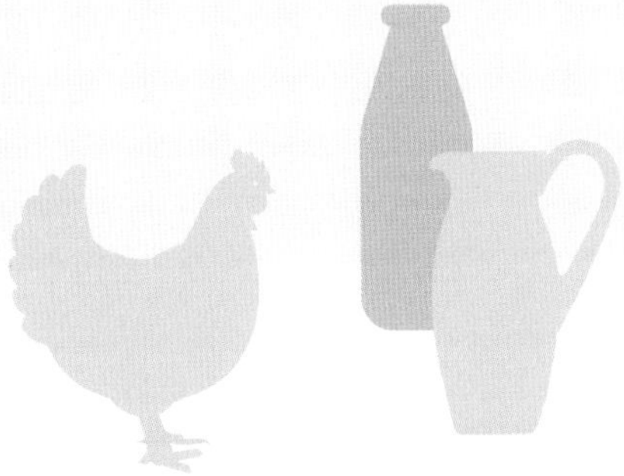

2.6 Warum wir in Sachen Ernährung vom Typ-1-Diabetes lernen können

Zum Abschluss dieses Kapitels gehen wir noch einmal auf das Insulin und den Insulinspiegel ein. Vor allem geht es darum, wieso wir vom Typ-1-Diabetes lernen können. Diese Krankheit tritt meistens schon in der Kindheit auf. Manchmal wird sie aber auch bei Erwachsenen und sogar noch im höheren Alter erstmals festgestellt. Interessant dabei ist: Die betroffenen Erwachsenen sind nur in den seltensten Fällen übergewichtig, die meisten sogar schlank.

Typisch für Typ-1-Diabetes ist eine deutliche Gewichtsabnahme zu Beginn der Erkrankung. Damit bestätigt sich das, was wir in diesem Buch schon mehrfach beschrieben haben:

Niedrige Insulinspiegel gehen mit einer Gewichtsabnahme einher.

Bei Menschen mit diesem Leiden zerstört der eigene Körper die insulinproduzierenden Zellen. Schuld daran ist eine Fehlsteuerung im Immunsystem, weshalb man auch von einer Autoimmunerkrankung spricht. Typ-1-Diabetes muss mit Insulin behandelt werden. Immer wenn Betroffene Kohlenhydrate essen, müssen sie Insulin spritzen, denn sonst kann der Zucker nicht aus dem Blut in die Zellen aufgenommen werden. Der absolute Insulinmangel führt nicht nur zu einem Anstieg des Blutzuckers. Durch die fehlende Wirkung auf die

Fettverbrennung wird übermäßig Fett abgebaut und der Körper mit freien Fettsäuren überflutet. In der Folge kommt es zu einer Übersäuerung im Blut, die zum diabetischen Koma und im Extremfall sogar zum Tod führen kann. Eine derart folgenschwere Übersäuerung des Blutes kann aber nur auftreten, wenn man einen absoluten Insulinmangel hat. Bei Personen ohne Typ-1-Diabetes kann so etwas nicht auftreten!

Womit wir zu einer der wichtigsten Aussagen in diesem Buch kommen. Nicht an Diabetes erkrankte Menschen können ihren Insulinspiegel auf ganz natürliche Art und Weise senken – durch eine Umstellung ihrer Ernährungsweise.

Bevor wir näher darauf eingehen, sollten wir aber noch einmal rekapitulieren, welche Nahrungsbestandteile den Insulinspiegel rasch ansteigen lassen. Das sind:

- Kohlenhydrate
- künstliche Süßstoffe
- Emulgatoren

Kohlenhydrate Sie wissen bereits, dass sich die Glucosemoleküle, welche die Insulinspiegel ansteigen lassen, in ganz vielen Lebensmitteln befinden. Also auch in Kartoffeln oder Brötchen, die nicht süß schmecken, aber viel Stärke enthalten. Die meisten Obstsorten enthalten neben Fruchtzucker größere Mengen an Traubenzucker. Einige Obstsorten haben viel, andere weniger Glucose. Bei welchen Obst- und insbesondere Trockenobstsorten sowie Obstsäften das der Fall ist, erfahren Sie im praktischen Teil des Buches. Aber am besten ist es, wenn Sie erst einmal Gemüse statt Obst essen. Übrigens: Besonders schnell steigen die Insulinspiegel, wenn Sie Fruchtsäfte trinken. Da gibt es keinen Unterschied zu mit Zucker gesüßten Getränken.

Für den Insulinspiegel ist es egal, ob Sie ein Glas frisch gepressten Orangensaft oder ein Glas Cola zu sich nehmen – er steigt in gleichem Maße an!

Künstliche Süßstoffe Diese Zuckerersatzstoffe finden sich beispielsweise in Light-Getränken, Backwaren oder Speiseeis und werden zum Süßen von Kaffee, Tee oder Quarkspeisen verwendet. Das Problem dabei ist: Es gibt immer mehr Hinweise, dass künstliche Süßstoffe, wie Cyclamat, Sacharin, Aspartam und Co, nicht nur die Darmflora negativ verändern, sondern wenn sie zusammen mit anderen Kohlenhydraten aufgenommen werden, auch zu erhöhten Insulinspiegeln und damit zu Übergewicht führen.

Emulgatoren Auch hier wissen Sie bereits, dass diese in beinahe allen verarbeiteten Lebensmitteln stecken. Künstlich hergestellte Emulgatoren sorgen in industriell gefertigten Produkten wie Speiseeis, Fertigpizza oder Low-Fat-Käse für cremige Konsistenz, Volumen und lange Haltbarkeit, sind aber in vielerlei Hinsicht schlecht für die Gesundheit. Sie fördern Entzündungen im Darm und Übergewicht, weil auch sie die Spiegel des Hormons Insulin in die Höhe treiben.

Noch mal zur Erinnerung Kurz nach dem Verzehr der beschriebenen Nahrungsbestandteile befindet sich viel Insulin im Blut. Als Folge wird die Fettverbrennung nicht selten über mehrere Stunden ausgebremst. Hohe Insulinspiegel senken aber auch den Blutzucker, weil das Insulin dafür sorgt, dass die Glucose aus dem Blut von den

Zellen aufgenommen wird. Was passiert? Der Blutzuckerspiegel fällt sehr stark ab und Sie bekommen wieder Hunger. Wenn Sie nun erneut etwas mit Kohlenhydraten essen, steigt Ihr Insulin wieder an und macht Abnehmen fast unmöglich. Das ist ein Teufelskreis, dem man nur schwer entkommt.

Daher ist die sehr häufig zu lesende und auch von so manchen „Experten" oder sogar von Ärztinnen und Ärzten ausgesprochene Ernährungsempfehlung, weniger Fett und dafür mehr Kohlenhydrate zu essen, falsch.

Außerdem ist es nicht sinnvoll, über den Tag verteilt viele kleine Mahlzeiten zu sich zu nehmen, ohne nennenswert längere Pausen einzulegen. Noch schlimmer ist es, wenn Sie bei jeder „kleinen" Mahlzeit Kohlenhydrate zu sich nehmen.

Denn das bedeutet: Ihr Insulinspiegel ist immer hoch und die Fettverbrennung damit quasi permanent blockiert. Dadurch haben Sie keine Chance, Gewicht zu verlieren – im Gegenteil: Sie legen weiter an Gewicht zu. Das geschieht umso schneller, je weniger Sie körperlich aktiv sind.

Deshalb noch einmal der Rat: Nehmen Sie weniger Mahlzeiten zu sich, mit ausreichend langen Pausen dazwischen. Dann können die Insulinspiegel wieder absinken und das hilft beim Abnehmen.

3

Exkurs Diabetes und Insulin

Auch wenn Sie nicht unter Typ-2-Diabetes oder Prädiabetes leiden, aber bereits Übergewicht entwickelt haben, ist es wichtig, die Zusammenhänge zu verstehen. Insulin ist lebenswichtig, aber dauerhaft zu hohe Werte können der Gesundheit schweren Schaden zufügen. Sie blockieren die Fettverbrennung und erschweren das Abnehmen. Doch mit der richtigen Strategie ist es möglich, die Insulinwerte auf einem niedrigen Level zu halten. Das bannt nicht nur die Gefahr, an Typ-2-Diabetes zu erkranken – auch bereits Betroffene können wieder davon loskommen.

3.1 Warum hohe Insulinwerte krank machen

Lassen Sie uns noch einen genaueren Blick auf das körpereigene Insulin werfen. Sie wissen bereits, dass es sich um ein lebenswichtiges Hormon handelt. Allerdings müssen wir Menschen nur sehr kleine Mengen davon vorhalten. Nach den Mahlzeiten brauchen wir etwas mehr Insulin, um den Blutzucker in die Zellen schleusen zu können. Doch anschließend sollte sich der Insulinspiegel wieder auf sein niedriges Basisniveau zurückbewegen, denn sowohl zu niedrige als auch zu stark erhöhte Insulinspiegel schaden der Gesundheit. Produziert der Körper zu wenig Insulin, steigen die Blutzuckerspiegel und das ist für unseren Körper auf Dauer schädlich. Menschen mit Typ-1-Diabetes oder anderen Erkrankungen, bei denen die Insulinproduktion zu niedrig ist, benötigen deshalb eine Insulintherapie, um überleben zu können.

Dem Teufelskreis ist schwer zu entkommen Leider ist es so, dass über die gesundheitlichen Gefahren durch zu hohe Insulinspiegel zu wenig gesprochen wird – sowohl in der Öffentlichkeit als auch in wissenschaftlichen Kreisen. Sie gehören jetzt zu den Menschen, die wissen, dass dauerhaft zu hohe Insulinspiegel und Übergewicht eng zusammenhängen und dass ein Zuviel an Pfunden die Insulinspiegel weiter in die Höhe treibt. Das kann auf Dauer sehr krank machen und sogar zum verfrühten Tod führen.

Zur Erinnerung: Übergewicht kann als Verursacher und gleichzeitig auch als Folgeerscheinung zu hoher Insulinspiegel zu Bluthochdruck, Entgleisungen des Fettstoffwechsels, einer Fettleber, Gelenk- und Knochenbeschwerden sowie zu bestimmten Krebsarten führen. Das größte Risiko besteht aber darin, an Typ-2-Diabetes zu erkranken. Genau deshalb wollen wir uns die Krankheit Diabetes jetzt einmal etwas genauer anschauen, denn wir können viel von ihr lernen.

3.2 Wie entsteht Diabetes?

Es gibt verschiedene Diabetes-Erkrankungen, die sich teilweise ähneln, andererseits aber auch ganz klar voneinander abgegrenzt sind. Der Volksmund spricht von Zuckerkrankheit und das ist ein ziemlich treffender Begriff, denn es befindet sich überschüssiger Zucker, also zu viel Glucose im Blut. Diese kann der Körper aus unterschiedlichen

Gründen nicht abbauen. Durch diese dauerhafte Überzuckerung können Schäden an Augen, Nieren, Nerven und Blutgefäßen entstehen.

Typ-1-Diabetes Zum Typ-1-Diabetes wissen Sie schon, dass es sich dabei um eine Autoimmunerkrankung handelt. Das eigene Immunsystem, eigentlich dafür zuständig, um Krankheitserreger, die in den Körper eindringen, unschädlich zu machen, bekämpft hier das eigene Körpergewebe. Während dieses Kampfes werden die insulinproduzierenden Zellen, Betazellen genannt, in den Langerhans-Inseln der Bauchspeicheldrüse zerstört. Der Körper ist jetzt nicht mehr in der Lage dazu, Insulin zu produzieren und folglich ist es ihm nicht mehr möglich, die über die Nahrung aufgenommene Glucose aus dem Blut in die Körperzellen zu schleusen. Die Folgen sind: Der Blutzucker steigt deutlich an und der Stoffwechsel entgleist. Da Insulin die Fettverbrennung blockiert, lösen sich die Fettvorräte bei niedrigen Insulinspiegeln auf.

Die Fette werden in Glycerin und freie Fettsäuren gespalten und Letztere werden in der Leber zu den sogenannten Ketonkörpern abgebaut. Bei einem dramatischen Insulinmangel über einen längeren Zeitraum bilden sich immer mehr Ketonkörper, die in sehr hohen Mengen eine Übersäuerung des Blutes bewirken können. In der Medizin spricht man von einer Ketoazidose. Das ist ein bedrohlicher Zustand, der sogar im Koma enden kann. Wichtig in diesem Zusammenhang ist: Ketonkörper sind nur in diesen hohen Mengen gefährlich. Später erklären wir Ihnen noch, dass geringe Mengen an Ketonkörpern sogar günstig sind und dass man sie sehr gut nutzen kann, um die Fettverbrennung sichtbar zu machen. Denn wie so häufig in der Natur: Die Dosis macht das Gift. Nun wissen Sie aber auch, warum Insulinspritzen für Menschen mit Typ-1-Diabetes lebenswichtig sind.

Der Typ-1-Diabetes tritt meist schon im Kindes- und Jugendalter auf und begleitet die Betroffenen ein Leben lang. Gar nicht so selten wird die Erkrankung aber auch im Erwachsenenalter – und ab und zu sogar im höheren Alter – erstmals festgestellt. So zeigt eine aktuelle Studie, dass 40 Prozent der Typ-1-Diabetes-Fälle nach dem 30. Lebensjahr auftreten.[1] Interessant ist an dieser Stelle: Die betroffenen Erwachsenen berichten in der Regel, dass sie gleichzeitig mit dem Auftreten des Diabetes ungewollt Gewicht verloren haben. Warum das so ist, wissen Sie bereits: weil die Insulinproduktion abgenommen hat.

EXKURS

Fettverbrennung direkt messen

Der Gang auf die Waage kann oft frustrierend sein. Wasserschwankungen können das Gewicht stark beeinflussen, sodass nicht immer eine genaue Aussage über die Fettverbrennung möglich ist. Ideal wäre es, die Fettverbrennung direkt zu messen – aber geht das überhaupt?

Wir haben dazu ein Experiment durchgeführt. Um zu verstehen, was wir da gemacht haben, ist ein kleiner Ausflug in die Biochemie nötig: Beim Fettabbau entstehen freie Fettsäuren, die in der Leber zu sogenannten Ketonkörpern umgewandelt werden. Diese Substanzen kennt man vielleicht von der ketogenen Diät, bei der man hauptsächlich Fett und Proteine verzehrt. Ketonkörper dienen dem Körper dann anstelle von Glucose als Energiequelle. Dabei entsteht überschüssiges Azeton, das über die Atemluft ausgeschieden wird.

Die Fettverbrennung kann anhand der Ketonkörper im Urin, im Blut oder in der Atemluft gemessen werden. Für die Bestimmung des Azetons in der Atemluft gibt es sogar spezielle Keton-Messgeräte, in die man nur kurz hineinpusten muss, um innerhalb weniger Sekunden zu wissen, ob der Körper Fett verbrennt.

Um die Fettverbrennung zu aktivieren, haben sich Testpersonen nach dem Low-Insulin-Prinzip ernährt, auf Kohlenhydrate verzichtet und stattdessen viel Gemüse, verschiedene Nüsse und fettreichen Fisch gegessen. Morgens wurde der Azetongehalt in der Atemluft gemessen und sowohl im Urin als auch im Blut Ketonkörpermessungen vorgenommen. Nach und nach stiegen die gemessenen Ketonwerte an, aber erst nach acht Tagen wurde eine stabile Fettverbrennung erreicht.[2] Dann geschah plötzlich Folgendes: Bei einer Testperson fiel die Fettverbrennung um zwei Drittel ab. Was war passiert? Am Abend zuvor hatte die Testperson Cashewkerne gegessen, anstatt wie sonst Walnüsse oder Mandeln. Ein kleiner Fehler mit großer Wirkung. Denn Cashewkerne enthalten viele Kohlenhydrate – ähnlich wie zwei helle Brötchen, was eine Insulinausschüttung verursacht. Diese bremste die Fettverbrennung. Erst nach zwei bis drei Tagen mit Low-Insulin-Ernährung wurde wieder eine stabile Fettverbrennung erreicht.

Wer also ernsthaft abnehmen will, sollte auf Kohlenhydrate verzichten. Diätempfehlungen wie die sogenannten Cheat Days, also Tage an denen man Kohlenhydrate essen darf, sind äußerst kontraproduktiv.

Um dies selbst zu testen, können Sie sich ein Keton-Messgerät besorgen und vor dem Frühstück hineinpusten. Wenn Sie sich nach der Low-Insulin-Methode ernähren, werden Ihre Ketonwerte Tag für Tag ansteigen. Wenn die ausgeatmete Ketonmenge auf hohem Niveau stabil bleibt, können Sie sicher sein, dass Fett verbrannt wird und die Pfunde purzeln.

Schon junge Erwachsene erkranken am Typ-2-Diabetes Die meisten am Typ-2-Diabetes erkrankten Menschen sind übergewichtig oder gar adipös, also krankhaft übergewichtig. Leider ist es so, dass bei diesem Diabetes-Typ in der Regel zunächst überhaupt keine Beschwerden auftreten. Oft fällt die Krankheit erst bei Folgeschäden auf, wie einem Herzinfarkt oder Schlaganfall. Bei manchen Männern kann es sein, dass ein Urologe eher zufällig eine Diabetes-Erkrankung diagnostiziert, weil die Patienten über Impotenz klagen. Auch Impotenz ist eine der häufigen und typischen Folgeerkrankungen des Typ-2-Diabetes.

Nach wie vor spricht man bei dieser Diabetes-Form auch vom Altersdiabetes, weil er früher erst im Alter von über 40 Jahren aufgetreten ist. Heute ist es leider so, dass auch schon junge Erwachsene daran erkranken. Der signifikante Unterschied zum Typ-1-Diabetes ist: Die Bauchspeicheldrüse produziert sehr große Mengen an Insulin. Diese hohen Insulinspiegel sind auch schon im nüchternen Zustand nachweisbar, also ohne, dass die Betroffenen überhaupt etwas gegessen haben. Nach einer kohlenhydrathaltigen Mahlzeit explodieren bei Personen mit Typ-2-Diabetes die Insulinspiegel geradezu.

INFO

Das sollten Sie über Typ-2-Diabetes wissen

Es sind erschreckende Zahlen. Laut dem Deutschen Gesundheitsbericht 2024[3] leiden bereits mehr als 8,9 Millionen Menschen in Deutschland am

Typ-2-Diabetes. Das sind elf Prozent der Bevölkerung. Hinzu kommt eine Dunkelziffer von mindestens zwei Millionen Betroffenen, bei denen die Erkrankung noch nicht diagnostiziert wurde. Ebenfalls dokumentiert ist, dass jedes Jahr etwa 500.000 Menschen neu an einem Typ-2-Diabetes erkranken. Männer sind bei der Diagnose im Mittel 61 Jahre alt, bei Frauen wird die Diagnose mit 63 Jahren durchschnittlich gestellt. Das zeigen Daten der gesetzlichen Krankenkassen (GKV) aus den Jahren 2014/2015.

Die nächste schlechte Nachricht: Je früher Menschen am Typ-2-Diabetes erkranken und je länger sie an der Stoffwechselerkrankung leiden, desto stärker sinkt ihre Lebenserwartung. Mit jedem Jahrzehnt Erkrankungsdauer reduziert sie sich um drei bis vier Jahre. Die im Vergleich zu Menschen ohne Typ-2-Diabetes deutlich erhöhte Sterblichkeit hat seinen Grund: Das Risiko für klinisch relevante Folgeschäden an Herz und Nieren ist deutlich erhöht. Umso wichtiger also, sich die Empfehlungen in diesem Buch zu Herzen zu nehmen und umzusetzen. Zum einen, um gar nicht erst an Typ-2-Diabetes zu erkranken, zum anderen um die Krankheit wieder loszuwerden, wenn sie bereits diagnostiziert wurde. Denn das ist in vielen Fällen tatsächlich möglich.

Übergewicht lässt die Insulinspiegel steigen Schuld an den hohen Insulinspiegeln sind zum einen manche Gene, aber vor allem eine falsche Ernährung mit zu vielen Kohlenhydraten. Aber auch die bereits erwähnten Süßstoffe und Emulgatoren sowie der immer weiter um sich greifende Bewegungsmangel bringen den Insulinhaushalt in eine Schieflage. Die Folge ist: Betroffene legen mehr und mehr an Gewicht zu, und genau das lässt die Insulinspiegel weiter steigen.

Im Vergleich zu gesunden und schlanken Menschen haben Personen mit Typ-2-Diabetes erhöhte Insulinspiegel. Wie Sie schon wissen, schützt sich der Körper durch die Insulinresistenz vor zu niedrigen Blutzuckerwerten. Doch irgendwann erschlaffen die insulinproduzierenden Zellen. Speziell nach kohlenhydratreichen Mahlzeiten sind sie dann nicht mehr in der Lage, dem Körper größere Mengen an Insulin zur Verfügung zu stellen. Nichtsdestotrotz haben Menschen, die an Typ-2-Diabetes erkrankt sind, im Vergleich zu gesunden, schlanken Personen weiterhin wesentlich mehr Insulin im Blut.

Ein Blick auf wissenschaftliche Studien Tauchen wir noch ein wenig tiefer in die Materie ein: Dass erhöhte Insulinspiegel beim Typ-2-Diabetes eine wesentliche Rolle spielen, hat 2012 eine bahnbrechende Arbeit gezeigt. Dr. Walter J. Pories von der East Carolina University in Greenville, USA, und seine Kollegen haben sogenannte Glucose-Belastungstests durchgeführt.[4] Bei diesem Test, den manche von Ihnen vielleicht schon aus eigener Erfahrung kennen, tranken Probanden morgens im nüchternen Zustand eine Lösung mit 75 Gramm Glucose. Danach wurden die Glucosewerte im Blut und die Insulinspiegel gemessen.

Das Ergebnis: Bei den schlanken, nicht an Diabetes erkrankten Teilnehmern waren die Insulinspiegel vor Einnahme der Drinks niedrig. Sie stiegen dann bis eine Stunde nach dem Verzehr des Zuckergetränks an und befanden sich nach zwei Stunden beinahe wieder auf dem Ausgangsniveau (siehe Abbildung unten). Mit anderen Worten: Diese schlanken Menschen brauchten nur wenig Insulin, um den Zucker aus dem Blut in die Zellen zu transportieren.

Verlauf der Glucose- und Insulinspiegel beim Glucosetoleranztest

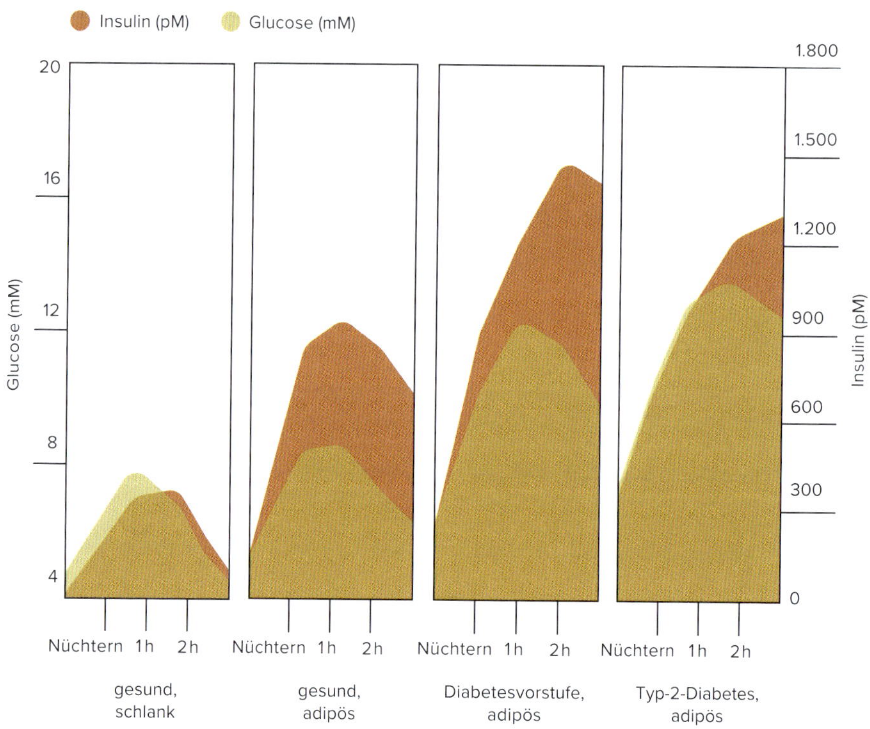

Ganz anders die Situation bei den adipösen Menschen und bei Menschen mit Prädiabetes, einer Vorstufe des Typ-2-Diabetes. Ihre Insulinwerte waren bereits im nüchternen Zustand höher als bei den schlanken Teilnehmern und sie stiegen nach dem Glucosedrink drastisch an. Noch höher waren die Nüchterninsulinspiegel bei Menschen mit Typ-2-Diabetes, wobei der Insulinanstieg nach der Glucosegabe geringer ausfiel.

Das Fazit ist: Die Daten haben gezeigt, dass Menschen mit Typ-2-Diabetes höhere Insulinspiegel haben als gesunde, schlanke Personen. Da fragt man sich doch, warum Typ-2-Diabetes mit Insulin behandelt wird.

INFO

Macht die Insulintherapie beim Typ-2-Diabetes Sinn?

Ebenfalls 2012 hat die amerikanische Wissenschaftlerin Barbara Corkey darauf aufmerksam gemacht, dass man die hohen Insulinspiegel bei Menschen mit Typ-2-Diabetes therapeutisch senken müsse. Zitat: „Während Insulin in sehr späten Phasen des Typ-2-Diabetes benötigt wird, wenn es keine ausreichende Betazell-Reserve mehr gibt, mag es schädlich sein, das Hormon zu verabreichen, wenn die körpereigenen Insulinspiegel noch erhöht sind. Wir behandeln eine Schilddrüsenüberfunktion nicht mit einem Schilddrüsenhormon oder ein Cushing-Syndrom (krankhaft erhöhte Cortisonproduktion der Nebenniere) mit Cortison. Warum sollten wir den Typ-2-Diabetes, eine durch erhöhte Insulinspiegel charakterisierte Erkrankung, mit Insulin behandeln?"[5]

3.3 Kann man den Typ-2-Diabetes wieder loswerden?

Die Antwort auf diese Frage dürfte viele der mehr als 8,9 Millionen Menschen in Deutschland, die an Typ-2-Diabetes erkrankt sind, brennend interessieren. Und wenn Sie bis hierhin gelesen haben, kennen Sie die Antwort auch schon. Sie lautet: Ja!

Wenn Menschen mit Typ-2-Diabetes zu hohe Insulinspiegel haben, können sie ihre Erkrankung durch eine Senkung der Insulinspiegel wieder loswerden.

Dass das möglich ist, zeigen die Erfolge von Magenbypass-Operationen bei adipösen Personen mit Typ-2-Diabetes. Nach einem solchen Eingriff verschwindet die Diabetes-Erkrankung im überwiegenden Teil der Fälle für viele Jahre.

Kurz zur Erklärung: Nach Legen des Bypasses können die operierten Patientinnen und Patienten nur noch kleine Mahlzeiten zu sich nehmen und verlieren dadurch viel Gewicht. Interessanterweise fallen bei den Betroffenen mit Typ-2-Diabetes die Blutzuckerwerte aber schon wenige Tage nach der Operation ab, also noch vor der Gewichtsabnahme. Dadurch können sie häufig nicht nur die Insulintherapie, sondern auch alle anderen Diabetes-Medikamente absetzen.

Wie es dazu kommt, hat der vorhin schon erwähnte Dr. Walter Pories herausgefunden. Er demonstrierte in einer Arbeit, was nach einer Magenbypass-Operation bei an Typ-2-Diabetes erkrankten Personen mit der körpereigenen Insulinproduktion passiert. Vor dem Eingriff zeigte sich bei ihnen nach einem Blutzuckerbelastungstest das bekannte Bild: hohe Insulinspiegel in Ruhe und ein nur geringer Anstieg nach der Zuckerbelastung. Nur eine Woche nach der Bypass-Operation offenbarte sich ein komplett anderes Szenario: Die Insulinspiegel sanken deutlich ab und stiegen erst nach der Zuckerbelastung merklich an. Parallel dazu kam es zu einer Normalisierung der Blutzuckerwerte. Die Insulinspiegel hatten sich also normalisiert, lange bevor die Betroffenen massiv an Gewicht verloren hatten.

Zusammenfassend lässt sich sagen:

- Menschen mit Typ-2-Diabetes haben vor und nach Mahlzeiten eine deutlich höhere Insulinausschüttung als gesunde, schlanke Menschen.
- Die hohen Insulinspiegel führen bei den Betroffenen zu einem Wirkungsverlust des Insulins; der Körper schützt sich so vor der Insulinflut.
- Erhöhte Insulinspiegel lassen sich durch eine Magenbypass-Operation absenken und die Blutzuckerwerte normalisieren sich, sodass Diabetes-Medikamente anschließend meist komplett abgesetzt werden können.

TIPP

S.L.I.M. statt Magen-Bypass bei extremem Übergewicht

Wer sehr stark übergewichtig ist, unter Typ-2-Diabetes leidet und es alleine nicht schafft, das Gewicht zu reduzieren, für den kann ein Magen-Bypass in Frage kommen. Bei diesem großen chirurgischen Eingriff wird der Magen nicht nur verkleinert. Die Chirurgen durchtrennen auch den Dünndarm und verbinden ihn mit dem nun kleineren Magen. Dadurch stehen 1,5 Meter weniger Dünndarm für die Nährstoffaufnahme und -verwertung zur Verfügung. Ein weiterer Vorteil: Die Nahrung passiert nicht mehr den Zwölffingerdarm, wodurch es zu einer Veränderung der Hormonaktivität im Magen-Darm-Trakt kommt. Trotz der nachgewiesenen Erfolge will der Eingriff gut überlegt sein, denn er ist sehr radikal. **Mit der in diesem Buch vorgestellten Stable-Low-Insulin-Methode (S.L.I.M.) können Sie Ihr Übergewicht und auch einen Typ-2-Diabetes auf angenehmere Weise wieder loswerden.** Denn durch die Anwendung der S.L.I.M. senken Sie auf natürliche Weise Ihre Insulinspiegel und kurbeln Ihre Fettverbrennung an.

3.4 Warum eine Insulintherapie gefährlich ist

Kommen wir nun zu einem großen Problem in Deutschland, das wir Ihnen nicht vorenthalten wollen. Uns ist bewusst, dass wir uns mit den folgenden Ausführungen Feinde machen können, aber in Zusammenhang mit der in diesem Buch vorgestellten Änderung des Ernährungsverhaltens, also dem Low-Insulin, halten wir es für wichtig, dass Sie Folgendes wissen:

Eigentlich ist es gut möglich, einen Typ-2-Diabetes in der Frühphase ohne Medikamente erfolgreich zu behandeln. Leider passiert das nicht, denn viel lieber verschreiben viele Ärztinnen und Ärzte sehr schnell eine Insulintherapie. Das bedeutet:

> Nicht wenige Menschen in Deutschland mit einem diagnostizierten Typ-2-Diabetes spritzen sich Insulin, obwohl ihr Körper nicht nur ausreichend, sondern häufig sogar zu viel Insulin produziert.

Warum das so ist, erzählen wir Ihnen etwas später. An dieser Stelle möchten wir Sie aber darauf hinweisen, dass das beim Typ-2-Diabetes erhöhte körpereigene Insulin, aber auch die Insulintherapie gefährlich sein können.

Erschreckend dabei ist: Das ist keine neue Erkenntnis, sondern seit mehr als 50 Jahren bekannt. Bereits in den 1970er- und 1980er-Jahren hat man mögliche gesundheitliche Schäden einer Insulintherapie bei

Personen mit Typ-2-Diabetes untersucht. So hat sich beispielsweise der nordirische Wissenschaftler Professor Dr. Robert W. Stout intensiv mit dem Zusammenhang von Insulin und Arteriosklerose auseinandergesetzt.[6,7,8] Er fand heraus, dass die Plaques in den Arterien bei Menschen mit Diabetes seit Beginn der Insulintherapie häufiger und in schwererer Ausprägung auftraten als in der Allgemeinbevölkerung. Seine Vermutung war, dass dies mit den erhöhten Insulinspiegeln zusammenhängt. Welche Rolle genau das Insulin bei der Entstehung von Arteriosklerose spielt, konnte Stout zwar nicht festmachen, er fand aber Nachweise für einen direkten Einfluss des Hormons auf die Arterien. Das sei unter anderem mit der Rolle des Insulins beim Fettaufbau zu begründen, befand der Wissenschaftler.

Heute ist gesichert, dass ein hoher Insulinspiegel die Fettverbrennung blockiert und den Fettaufbau fördert.

Auch der bekannte deutsche Diabetologe Prof. Dr. Hellmut Mehnert hat bereits 1987 auf den Zusammenhang einer Insulintherapie mit dem Entstehen einer Arteriosklerose hingewiesen.[9] Zur selben Zeit haben Wissenschaftler in Frankreich herausgefunden, dass höhere Nüchterninsulinspiegel mit einem erhöhten Risiko für Herz-Kreislauf-Erkrankungen einhergehen.[10] Auch sie haben vermutet, dass Insulin die Entstehung der Arteriosklerose fördert, die zu Herzinfarkten und Schlaganfällen führen kann.

Welche Rolle der Zucker in diesen Zusammenhang spielt, haben US-Wissenschaftler in der Fachzeitschrift *Open Heart* plakativ auf den Punkt gebracht: High-Carb führt zu High-Insulin, zu deutsch: Viele Kohlenhydrate führen zu viel Insulin.[11]

Bei chronisch erhöhten Insulinspiegeln spricht die Medizin von Hyperinsulinämie – und genau diese Hyperinsulinämie gilt als unabhängiger Risikofaktor für Herz-Kreislauf-Erkrankungen.

Deshalb haben die US-Wissenschaftler in dem Artikel auch gewarnt: „Jede Nahrungskomponente, die die Insulinspiegel weiter in die Höhe treibt, führt zu einem Anstieg der Herzinfarktrate." Als besonders gefährlich stuften sie dabei Zuckerzusätze ein. Schon ein übermäßiger Zuckerkonsum in nur wenigen Wochen wirkt sich deutlich negativ auf das Herzrisiko aus. Das Fazit der US-Autoren lautete: Insulin fördert die Entstehung von Arteriosklerose. Eine Ernährung mit wenig Zucker und Stärke hingegen ist in der Lage, die gesundheitlichen Schäden inklusive hoher Insulinspiegel wieder umzukehren.

3.5 Warum Geld bei der Insulintherapie eine Rolle spielt

Vielleicht haben Sie sich diese Frage jetzt schon gestellt: Warum setzen Ärzte bei Patientinnen und Patienten mit Typ-2-Diabetes, die selbst hohe Mengen an Insulin produzieren, entgegen all diesen Erkenntnissen eine Insulintherapie ein? Um das zu verstehen, müssen wir einen Blick zurückwerfen. In den 1970er-Jahren waren nur zwei Prozent der Bevölkerung an Typ-2-Diabetes erkrankt. Doch seit dieser Zeit steigt ihre Zahl an. Schuld daran ist der immer ungesündere Lebensstil mit falscher Ernährung und deutlich zu geringen Bewegungsbudgets. Gleichzeitig verordnen Ärztinnen und Ärzte nach wie vor sehr schnell eine Insulintherapie. Rund 30 Prozent der Typ-2-Diabetes-Patienten werden mit Insulin behandelt.[12] Dabei ist im internationalen Vergleich der Pro-Kopf-Verbrauch in Deutschland mit am höchsten und beispielsweise mehr als doppelt so hoch wie in unserem Nachbarland Frankreich[13] (siehe Abbildung unten). Das ist sowohl für die Ärzteschaft als auch für die Krankenkassen äußerst lukrativ. Die Botschaft, die dabei vermittelt wird, kommt bei den Betroffenen gut ab: „Du kannst essen, was du willst, wenn du nur die richtige Menge Insulin spritzt." Die Frage, die sich dann aber stellt: Schützt eine Insulintherapie Menschen mit einem Typ-2-Diabetes auch vor den gefürchteten Komplikationen der Erkrankung, allen voran Herzinfarkt oder Schlaganfall?

Der Insulinverbrauch (pro Einwohner)
im Vergleich mit anderen Ländern

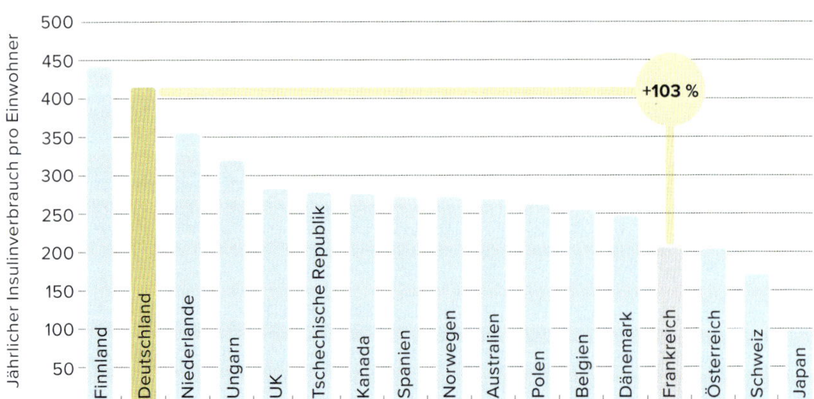

In drei Studien wurde dieser Zusammenhang untersucht. Die ersten Daten der 1977 gestarteten UKPDS (United Kingdom Prospective Diabetes Study)[14] sorgten 1998 auf dem Diabetes-Kongress in Barcelona für heiße Diskussionen. Das Ergebnis dieser großen Studie war ernüchternd. Zwar hatte eine Senkung des Blutzuckers durch Insulin das Risiko für Folgeerkrankungen der Augen, der Nieren und des Nervensystems reduziert. Das Risiko eines Herzinfarkts oder Schlaganfalls blieb nach der zehnjährigen Behandlung im Vergleich zu den Kontrollgruppen jedoch unverändert. Nur mit einem Medikament gelang eine Senkung der Herzinfarktrate – das war Metformin. Interessanterweise ist Metformin dafür bekannt, dass es die Insulinspiegel bei Menschen mit Typ-2-Diabetes senkt.

Auch zwei weitere Studien, die Kumamoto-Studie[15] und die ORIGIN-Studie[16], zeigten unter einer Insulintherapie beim Typ-2-Diabetes keine Minderung von Herz-Kreislauf-Erkrankungen.

Eine überaus interessante Beobachtung im Kontext dieses Buches: Die Insulintherapie führte bei den behandelten Patientinnen und Patienten zu Übergewicht oder gar Fettleibigkeit. Je mehr Pfunde die Menschen mit sich herumtragen, desto größer das Risiko für Herz-Kreislauf-Erkrankungen. Aus Kapitel 2 wissen Sie, wie das alles zusammenhängt.

Noch einmal zur Erinnerung: Beim Typ-1-Diabetes ist Insulin lebenswichtig – und niemand sollte auf die Idee kommen, die Insulintherapie bei diesen Patienten zu stoppen.

3.6 Das weltweite Insulinexperiment

Bei genauerer Betrachtung findet seit der Ausweitung der Insulintherapie auf Patientinnen und Patienten mit Typ-2-Diabetes also ein weltweites Experiment mit dem lebenswichtigen, aber gleichzeitig auch gefährlichen Hormon statt.

Wichtig ist in diesem Zusammenhang: Insulin ist ein Medikament, dessen Dosis in Internationalen Einheiten (I.E.) angegeben wird. Diese überall gleich definierte Angabe bezeichnet nicht den Stoffgehalt, sondern den pharmakologischen Wirkungsgrad von Insulin. Eine Insulineinheit entspricht 0,042 mg reinen Insulins. Umgekehrt enthält 1 mg Insulin umgerechnet 28 Insulineinheiten.

In den zuvor erwähnten wissenschaftlichen Studien[17,18,19] erfolgte eine tägliche Insulingabe von weniger als 40 Einheiten. In dieser Dosierung hatte die Insulintherapie mit Ausnahme der Gewichtszunahme keine günstigen, aber auch keine negativen Auswirkungen auf das Herz-Kreislauf-Risiko. Doch heute sieht die Insulintherapie in Deutschland leider etwas anders aus. Nicht selten erhalten Patienten mit Typ-2-Diabetes tägliche Insulindosierungen von deutlich mehr als 100 Einheiten. Gelegentlich sehen wir auch Patientinnen und Patienten, die sich jeden Tag mehr als 300 Einheiten Insulin spritzen. Die Industrie hat darauf reagiert und durch höher konzentrierte Insulinpräparate die zu injizierende Flüssigkeitsmenge reduziert. In Deutschland gibt es U200-Insulin, das heißt, in 1 ml Flüssigkeit befinden sich nicht wie üblich 40 oder 100 Einheiten Insulin, sondern 200. In den USA gibt es sogar U500-Insulin! Das Erstaunliche dabei ist: Für jedes Medikament gibt es eine maximale Dosierung. Nur für Insulin existiert dies nicht – trotz der deutlichen Hinweise darauf, dass hohe Insulinmengen schädlich sind. Um Anhaltspunkte über die gesundheitlichen

Konsequenzen einer höheren Dosierung zu erhalten, können wir lediglich auf Beobachtungsstudien zurückgreifen. Eine sogenannte randomisierte Studie, bei der man Personen mit Typ-2-Diabetes zufällig verschiedenen Gruppen mit unterschiedlichen Insulindosierungen zuweist, ist aus ethischen Gründen nicht machbar.

Aber auch Beobachtungsstudien liefern wertvolle Informationen. Eine davon hat im Jahr 2017 die Auswirkungen unterschiedlicher Insulinmengen auf die Sterblichkeit von Patienten mit Typ-2-Diabetes anhand einer englischen Patientendatenbank unter die Lupe genommen.[20] In diese Studie wurden alle Patienten mit Typ-2-Diabetes eingeschlossen, die eine Insulintherapie begonnen hatten. Und bei den rund 6.000 Teilnehmern wurde im Verlauf von drei Jahren die Sterblichkeit in Abhängigkeit von der täglichen Insulinmenge untersucht.

Die erschreckende Erkenntnis der Wissenschaftler war: Bei Insulinmengen von mehr als 75 Einheiten pro Tag stieg die Sterblichkeit deutlich. In der höchsten Dosierungskategorie, in der die Patienten mehr als 100 Einheiten pro Tag erhielten, war die Sterblichkeit mehr als zweieinhalb Mal so hoch wie in der Referenzgruppe, die weniger als 25 Einheiten pro Tag spritzte.

In einer zweiten Studie zeigte sich bei Patienten mit Diabetes und Vorhofflimmern, die mit verschiedenen Medikamenten gegen Diabetes behandelt wurden, überraschenderweise kein erhöhtes Risiko für Herzinfarkte und Schlaganfälle.[21] Betrachtete man jedoch nur die insulintherapierten Patienten, zeigte sich ein deutlich erhöhtes Risiko.

Es gibt weitere Beobachtungsstudien, die bei Patienten, die eine Insulintherapie erhalten, eine erhöhte Sterblichkeit zeigen. Aber, wie gesagt, es handelt sich um Beobachtungsstudien. Ob es sich also lediglich um einen zufälligen Zusammenhang handelt oder die Insulintherapie diese erhöhte Sterblichkeit tatsächlich verursacht und die

Studien damit die Gefahr einer Insulintherapie belegen, kann damit nicht sicher gesagt werden.

Zusammengefasst lässt sich aber sagen: Erhöhte Insulinspiegel führen nicht nur zu einer Gewichtszunahme, es gibt auch zahlreiche Hinweise darauf, dass zu viel Insulin krank macht. Aus wissenschaftlichen Langzeitstudien gibt es Hinweise, dass eine Insulintherapie bei Patienten mit Typ-2-Diabetes mit mehr als 40 Einheiten Insulin pro Tag das Risiko für Herz-Kreislauf-Erkrankungen und für die Sterblichkeit deutlich erhöht.

Diese und andere Ergebnisse haben im Jahr 2019 endlich Wirkung gezeigt. Die internationalen Leitlinien sehen jetzt eine Insulintherapie beim Typ-2-Diabetes erst in einer sehr späten Phase der Erkrankung vor. Diese Leitlinien haben das Verordnungsverhalten in Deutschland bisher kaum verändert. Die Gründe dafür beleuchten wir im nächsten Kapitel.

Resümee Wir sprechen Insulin schuldig! Wissenschaftliche Untersuchungen in den vergangenen Jahren haben gezeigt: Insulin macht nicht nur dick, sondern mit hoher Wahrscheinlichkeit auch krank. „Schuldig gesprochen" wird eine erhöhte Insulinproduktion als Verursacher des Typ-2-Diabetes, mittlerweile eine chronische Volkskrankheit mit mehre als 8,9 Millionen Betroffenen. Zudem ist Insulin als Mittäter bei der Entstehung der Arteriosklerose angeklagt und damit auch mitschuldig am Verursachen lebensbedrohlicher Herzinfarkte und Schlaganfälle.

Bei jedem anderen Medikament mit einem derart löchrigen Sicherheitsprofil hätten die Zulassungsbehörden längst aufgeschrien. Warum tun sie das nicht beim Insulin? Warum ist sogar das Gegenteil der Fall? Diese Frage beantworten wir Ihnen jetzt:

3.7 Das Insulinkartell

Ein Investigativteam des Fernsehsenders ARTE hat sich zusammen mit uns in der Dokumentation „Diabetes - eine lukrative Volkserkrankung“ diesem Thema angenommen. Diese Reportage wurde in der Deutschen Welle weltweit gezeigt. Da auf YouTube nur die englische Version[22] verfügbar ist, möchten wir hier die Zusammenhänge etwas ausführlicher darstellen.

Menschen, die an Typ-2-Diabetes erkrankt sind, haben zwar viel Insulin im Körper, dieses wirkt jedoch nicht richtig. Trotzdem werden derzeit mindestens 30 Prozent der Personen mit Typ-2-Diabetes in Deutschland mit Insulin behandelt.[23] Speziell im Zeitraum von 1989 bis 2004 ist die Zahl der mit einer Insulintherapie behandelten Patientinnen und Patienten um 68 Prozent gestiegen![24] Eine andere Analyse hat außerdem gezeigt, dass von 2013 bis 2015 knapp ein Viertel der Menschen mit einem Typ-2-Diabetes ohne jegliche vorhergehende Therapie mit Tabletten sofort Insulin erhalten hat.[25] Im internationalen Vergleich wird in Deutschland der Bevölkerung pro Kopf doppelt so viel Insulin verordnet wie beispielsweise in Frankreich, Österreich oder der Schweiz.[26] Das sollte uns doch zu denken geben, oder?

Sie wissen, dass bereits kleine Insulinmengen die Fettverbrennung erheblich blockieren und dauerhaft zu Übergewicht führen. Übergewicht wiederum ist einer der Hauptrisikofaktoren für Bluthochdruck, Herz-Kreislauf-Erkrankungen und Typ-2-Diabetes. Zudem steht eine Insulintherapie in Zusammenhang mit anderen ernsthaften und zum Teil lebensbedrohlichen Erkrankungen. Warum erhalten trotzdem so viele Patientinnen und Patienten Insulin?

Wie hat sich die Insulintherapie entwickelt? Um die zuvor gestellte Frage beantworten zu können, müssen wir wieder einen Blick zurückwerfen. Bis in die 1970er-Jahre kam die Insulintherapie fast ausschließlich bei Patienten mit Typ-1-Diabetes zum Einsatz. In Deutschland entwickelte man sogar die erste intensivierte Insulintherapie für Typ-1-Diabetes. Diese erlaubte es den Patienten, ihre Insulindosis an ihre Mahlzeiten anzupassen, ohne eine strenge Diät halten zu müssen. Das führte zu einer deutlichen Verbesserung ihrer Lebensqualität.

Aufgrund dieser erfolgreichen Strategie glaubte man, dass Insulin auch Menschen mit Typ-2-Diabetes helfen könnte. Also entwickelte die Pharmaindustrie moderne Insuline, die diese Therapieform schließlich auch ermöglichten. Doch dann passierte Folgendes: Die Düsseldorfer Arbeitsgruppe um Prof. Dr. Michael Berger, die sich um die Entwicklung der intensivierten Insulintherapie und die entsprechende Schulung von Patienten sehr verdient gemacht hat, schrieb im Jahr 1999: „Es scheint umsichtig zu sein, Patienten mit Typ-2-Diabetes primär mit nichtmedikamentösen Therapien zu behandeln. Wenn sie ihre individuellen Behandlungsziele nicht erreichen, sollte mit einer Insulintherapie begonnen werden. Die an diesen Patientenzielen orientierte Behandlung allein mit Insulin ist effektiv und sicher, wenn sie mit einem spezifischen Behandlungs- und Schulungsprogramm durchgeführt wird.“[27]

Diese Empfehlung war der Startschuss zur massenhaften Verordnung von Insulin beim Typ-2-Diabetes.

Inflationärer Einsatz der Insulintherapie Die an sich gut gemeinten Patientenschulungen hatten einen wesentlichen Anteil an der Verbreitung der Insulintherapie beim Typ-2-Diabetes. Wichtig in diesem Zusammenhang ist: Wie auch beim Typ-1-Diabetes ist es beim

Typ-2-Diabetes wichtig, Patienten zu Beginn einer Insulintherapie genau anzuleiten. Diese Insulinschulungen werden durch Mitglieder des gesamten Diabetes-Teams durchgeführt. Ganz im Vordergrund stehen die Diabetes-Berater, die eine spezielle Ausbildung durchlaufen haben. Je komplexer die Insulintherapie ist, umso aufwendiger sind die Diabetes-Schulungen.

Mit Einführung der intensiven Insulintherapie wurden sogenannte Strukturverträge zwischen Ärzteschaft und Krankenkassen geschlossen. Diese sollten besondere Zahlungen für Schulungen und Behandlungen ermöglichen. Vorreiter dieses Schrittes war die Kassenärztliche Vereinigung Nordrhein, die im Jahr 2001 den ersten dieser Strukturverträge mit den gesetzlichen Krankenversicherungen (GKV) abschloss. Den Ärzten wurde eine Vergütung von 1.100 DM gezahlt, wenn sie ältere Patientinnen und Patienten mit Typ-2-Diabetes auf Insulin umstellten.

Diese Pauschale deckte Diagnostik, technische und laboranalytische Leistungen sowie Patientenschulungen mit fünf 90-minütigen Unterrichtseinheiten ab. Die Folge war: Für die Insulintherapie beim Typ-2-Diabetes wurden erhebliche finanzielle Anreize geschaffen. Der behandelnde Diabetologe erhöhte mit jeder Umstellung eines Patienten auf die Insulintherapie seine Einnahmen. Was man den Orthopäden beim Gelenkersatz vorwirft, praktizieren Diabetologen schon seit 2001. So erklärt sich auch, warum die Insulinverordnungen um die Jahrtausendwende so drastisch anstiegen.

Diabetologen sowie Patientinnen und Patienten waren gleichermaßen von der Allzweckwaffe Insulin begeistert. Kein Wunder! Schließlich ist es unter intensiver Insulintherapie angeblich nicht mehr nötig, eine Diät einzuhalten. Vielmehr konnte die Therapie fortan an die Ernährung angepasst werden.

Es entstand eine entsprechende Infrastruktur für die Umstellung von Patienten mit Typ-2-Diabetes auf eine Insulintherapie. In den 1990er-Jahren erfolgte die Erst- und Neueinstellung von Patienten auf Insulin hauptsächlich in Diabetes-Kliniken. Im Zuge des Strukturvertrags wurden immer mehr „diabetologische Schwerpunktpraxen" gegründet. Diese schossen wie Pilze aus dem Boden. Wenn man sich diese Entwicklung vor Augen führt, neigt man aus heutiger Sicht schon dazu, die damals initiierte Massen-Insulinisierung als geldgierige Aktion der Ärzteschaft zu betrachten. Das galt aber sicherlich nicht für den überwiegenden Teil, denn neben den finanziellen Anreizen waren viele von ihnen auch fest davon überzeugt, dass die neue Insulintherapie den Menschen mit Typ-2-Diabetes zu einer besseren Lebensqualität verhelfen würde.

Der Strukturvertrag war aber nur der erste Schritt hin zu einer Institutionalisierung der Insulintherapie beim Typ-2-Diabetes in Deutschland. Von der massenweisen Verordnung des Insulins profitierte nicht nur die Ärzteschaft, sondern viele Akteure im Gesundheitswesen – zumindest vordergründig. Daher wagt niemand den ersten Schritt heraus aus diesem Konstrukt.

Wer gehört zum „Insulinkartell"? Von einem Kartell zu sprechen, ist zwar eine provokante Formulierung, bringt aber die Strukturen auf den Punkt, denn sie haben zum inflationären Einsatz des Hormons hierzulande geführt. Fest steht: Menschen mit Typ-1-Diabetes kommt das Insulin zugute. Aber für Menschen mit Typ-2-Diabetes, die auch nach vielen Jahren der Erkrankung noch eine übermäßige Insulinproduktion haben, ist es sehr fraglich, ob bei ihnen Insulin von außen zugeführt werden muss.

Dass Insulin für Personen mit Typ-2-Diabetes weiterhin in derart hohem Maß verordnet wird, hat unterschiedliche Gründe. Das

Hauptargument aus unserer Sicht: Es besteht eine „Pro-Insulin-Allianz“ aus Ärzteschaft, Patientinnen und Patienten, der Pharma-Industrie und den Krankenkassen – alle diese Parteien profitieren von hohen Insulinverordnungen.

Zu den bedeutenden Akteuren in der „Pro-Insulin-Allianz“ gehören die Krankenkassen. Aber bitte jetzt nicht falsch verstehen: Krankenkassen sind keine bösartigen Institutionen. Die Politik hat jedoch in den vergangenen Jahrzehnten mehrere finanzielle Anreize für die Krankenkassen geschaffen, die zur inflationären Verordnung der Insulintherapie beim Typ-2-Diabetes geführt haben.

Zur Erklärung: Früher erhielten die Krankenkassen für alle Versicherten gleichviel Geld, obwohl sie für Versicherte mit chronischen Erkrankungen wie dem Typ-2-Diabetes viel mehr ausgeben mussten als für gesündere Versicherte. Gesetzliche Krankenkassen mit vielen chronisch kranken Patientinnen und Patienten waren also benachteiligt. Um diesen Nachteil auszugeichen, wurde 1994 der sogenannte morbiditätsorientierte Risikostrukturausgleich, kurz morbi-RSA genannt, eingeführt. Hinter dieser monströsen Bezeichnung verbarg sich die Idee, dass Krankenkassen für chronisch kranke Versicherte, die ihnen höhere Ausgaben verursachen, auch mehr Geld aus dem Gesundheitssystem erhalten. Sicherlich keine schlechte Idee.

Praktisch sah das dann aber so aus: Die Höhe des Zuschlags, der den Kassen für Patienten mit Diabetes – genau wie für solche mit anderen chronischen Erkrankungen – gezahlt wurde, war von den Folgeerkrankungen der chronisch erkrankten Person abhängig. Also bekam eine Kasse für einen Patienten mit einer diabetischen Nerven-, Nieren- oder Gefäßschädigung mehr Geld aus dem morbi-RSA als für einen Patienten ohne jegliche Komplikationen. Damit die Kassen diese durchaus sinnvollen Ausgleichszahlungen erhielten, war eine korrekte Codierung der Erkrankten durch die Ärztinnen und Ärzte notwendig. Codierten diese nur eine Nerven-, Nieren- oder Gefäßschädigung ohne den entsprechenden Code für eine diabetische Komplikation, gab es kein zusätzliches Geld für die Kassen.

Daraufhin traten die Krankenkassen mit speziellen Außendienstmitarbeitern in Kontakt mit den Ärzten, um diese zu einer korrekten und für die Kassen lukrativeren Codierung zu bewegen. Das allerdings kam bei der Ärzteschaft gar nicht gut an! In der Folge hat die Politik im morbi-RSA die Vergütung bei Diabetes geändert. Fortan erfolgten Zuschüsse für diese Patienten nicht mehr gemäß ihrer Folgeerkrankungen, sondern gemäß ihrer Therapie. Denn natürlich ging man davon aus, dass sicherlich nur schwerer erkrankte Personen auch Insulin erhalten. Der Zuschuss wurde fortan also nicht mehr nur für Personen mit Typ-1-Diabetes, für die Insulin lebenswichtig ist, sondern für alle Patientinnen und Patienten mit Insulintherapie gezahlt.[28]

Die Betroffenen mit Typ-1- und Typ-2-Diabetes wurden bei der Insulintherapie also gleich bewertet. Die seitdem unter dem Kürzel HMG020 geführte „Therapie mit Insulin“ beschert den gesetzlichen Krankenversicherungen eine jährliche Ausgleichszahlung in Höhe von 2.249 Euro pro Patient mit Insulintherapie.

Die reinen Materialkosten, die den Krankenkassen für eine Insulintherapie entstehen, sind leider nicht öffentlich zugänglich. Jede Kasse handelt mit den Insulinherstellern sogenannte Rabattverträge aus. Aber wir haben trotzdem die Kosten für eine Insulintherapie anhand eines Beispiels berechnet:

Für unser Rechenbeispiel gehen wir davon aus, dass ein Patient mit Typ-2-Diabetes 70 Einheiten Insulin pro Tag spritzt. Laut Roter Liste – in diesem Buch sind die offiziellen Kosten aller Medikamente aufgeführt – schlagen 70 Einheiten Insulin mit etwa 2,80 Euro zu Buche. Hinzu kommen die Kosten für die Nadeln zur Insulininjektion, sie liegen bei etwa 0,17 Euro pro Stück. Für jede Injektion muss laut Zulassung eine neue Nadel verwendet werden. Bei fünf Insulininjektionen – die Patienten spritzen sich bei einer intensivierten Insulintherapie morgens und abends ein Langzeitinsulin und dann zum Frühstück, Mittagessen und Abendessen ein Kurzzeitinsulin – sind das zusätzliche Kosten von 0,85 Euro pro Tag.

Personen mit einer Insulintherapie müssen pro Tag mindestens drei- bis viermal den Blutzucker bestimmen. Dazu werden Lanzetten und Teststreifen benötigt, die mit 1,20 Euro Tageskosten zu Buche schlagen.

Somit muss man von Tageskosten von etwa 5 Euro für eine Insulintherapie ausgehen. Pro Jahr sind das 1.800 Euro, jedoch ohne Berücksichtigung der erwähnten Rabatte für das Insulin. Da die gesetzlichen Krankenkassen für einen Patienten mit einer Insulintherapie 2.249 Euro erhalten, kommen sie auf ein Plus von mindestens 450 Euro pro Patient und Jahr.

Dieses Finanzierungsmodell stellt für die Krankenkassen ein nicht zu unterschätzendes Anreizsystem dar. Verständlicherweise scheuen sie sich davor, dem hohen Insulinverbrauch in Deutschland entgegenzuwirken. Wenn Ärzte Patienten regelmäßig von einer Insulintherapie absetzen und dafür andere Diabetes-Medikamente einsetzen würden, verlöre die Kasse nicht nur 2.249 Euro, sie hätte auch zusätzliche Ausgaben für die anderen Diabetes-Medikamente. Finanziell gesehen wäre die Beendigung der Insulintherapie für die Kassen in jedem Einzelfall ein Verlustgeschäft.

Immense Kosten Was diese Berechnungen aber auch zeigen: Die Insulintherapie ist sehr teuer. Trotz des morbi-RSA stellt sie für unser Gesundheitssystem eine immense finanzielle Belastung dar. Bei 8,9 Menschen mit Diabetes, von denen rund 30 Prozent mit Insulin behandelt werden, kommen mehrere Milliarden Euro jährlich zusammen. Wenn es gelänge, den Pro-Kopf-Verbrauch zu halbieren und damit auf das Niveau von Frankreich zu senken, könnte mehr als eine Milliarde Euro im Gesundheitssystem eingespart werden. Dann wäre ausreichend Geld für Therapien vorhanden, die aktuell aus Kostengründen abgelehnt werden.

Unsere Ansicht und Forderung: Eine Insulintherapie ist nicht nur eine sehr teure Therapie, sie birgt für Personen mit Typ-2-Diabetes auch erhebliche Gefahren. Daher sollten Krankenkassen finanzielle Anreize bekommen, Programme zur Änderung des Lebensstils zu fördern, statt „belohnt" zu werden, wenn ihre Versicherten schnell Insulin erhalten.

Krankenkassen sind einflussreich Natürlich ist es so, dass Menschen in Deutschland ausschließlich von Ärztinnen und Ärzten behandelt werden, ohne Einmischung der Krankenkassen. Tatsächlich ist es aber auch so, dass die gesetzlichen Krankenkassen einen nicht zu unterschätzenden Einfluss auf die Therapieentscheidungen haben. Denn zusammen mit den Kassenärztlichen Vereinigungen können sie das Verordnungsverhalten der Ärzte überprüfen. Dies geschieht im Rahmen sogenannter „Regresse" mit entsprechenden Konsequenzen. Bei Abweichungen vom durchschnittlichen Verordnungsverhalten drohen hohe finanzielle Strafen.

Obwohl die Zahl dieser Regresse in den letzten Jahren zurückgegangen ist, sind sie bei niedergelassenen Ärzten nach wie vor gefürchtet. Diese Praxis zeigt, dass die Krankenkassen indirekt durchaus Einfluss auf die Behandlungsentscheidungen nehmen können, indem sie finanzielle Risiken für unerwünschtes Verordnungsverhalten schaffen.

Wer sich im deutschen Gesundheitssystem gut auskennt, fragt sich jetzt vielleicht, was das mit der Insulintherapie zu tun hat. In den meisten Regionen in Deutschland ist sie aus dem Medikamentenbudget der Ärztinnen und Ärzte herausgenommen worden. Sie müssen bei einer Insulintherapie also keinen Regress fürchten. Die Antwort: Es hat sich eine unheilvolle Allianz rund um die Insulintherapie entwickelt. Sie besteht aus Hausärzten, die ihre Patientinnen und Patienten in die diabetologischen Schwerpunktpraxen schicken. Dort werden sie aufgrund der üppig bemessenen Pauschalen sehr bereitwillig auf eine Insulintherapie umgestellt. Für die weitere Insulinverordnung müssen Hausärzte keine Regresse fürchten – und all das unter dem Schutz der gesetzlichen Krankenkassen, die von dieser Praxis auch finanziell profitieren. Und die Gesundheitspolitik lässt das alles zu!

Auch das unabhängige Institut für Qualität und Wirtschaftlichkeit im Gesundheitswesen (IQWiG) mit Hauptsitz in Köln hat sich nicht der gängigen Insulintherapiepraxis beim Typ-2-Diabetes entgegengestellt. Das IQWiG – es bewertet Arzneimittel und Operationsverfahren – hat in den vergangenen Jahren viele neue Medikamente für die Behandlung des Typ-2-Diabetes wegen des angeblich fehlenden Wirksamkeitsnachweises abgeschmettert. Der wissenschaftlichen Grundlage der Insulintherapie bei Typ-2-Diabetes wurde sich bislang jedoch nicht gewidmet. Sämtliche Diabetes-Medikamente werden gegen die sogenannte zweckmäßige Vergleichstherapie bewertet – und für das IQWiG ist das die Insulintherapie.

Finanzielle Interessen Hinzu kommt auch, dass die Pharmaindustrie hochkomplexe und an die individuellen Bedürfnisse jeder Patientengruppe angepasste Insuline entwickelt. Selbstverständlich haben die Pharmaunternehmen großes Interesse daran, ihre mit viel Aufwand entwickelten und hergestellten Insuline nicht nur für Menschen mit Typ-1-Diabetes, sondern auch für die immer größer werdende Klientel der Typ-2-Diabetes-Patienten zu vermarkten – das ist ihr gutes Recht. Daher wurde und wird der Einsatz der Insulintherapie für Typ-2-Diabetes-Patienten seitens der Pharmaindustrie natürlich eher forciert als zurückgefahren. Und ohne die tatkräftige Mitwirkung der Ärzteschaft, der Gesundheitspolitik und der Krankenkassen wäre sie in Deutschland lange nicht so erfolgreich.

Medikamente statt Lebensstiländerung Am Ende der Insulinkette stehen die Betroffenen. Die allermeisten Menschen mit Typ-2-Diabetes sind übergewichtig. Sie haben hohe Insulinspiegel und laufen daher Gefahr, immer weiter an Gewicht zuzulegen. Eigentlich müssten sie ihren Lebensstil drastisch ändern, um diesem Teufelskreis zu entkommen und endlich abzunehmen. Doch das ist natürlich mit einer gewissen Anstrengung verbunden. Also treffen Ärztinnen und Ärzte bei den Betroffenen auf ein sehr offenes Ohr, wenn sie ihnen suggerieren: „Du musst deinen Lebensstil gar nicht ändern und dich auch um deine Ernährung nicht weiter kümmern. Ich habe da nämlich ein wunderbares Mittel zur Hand, das deinen Blutzucker auch so in den Griff bekommt. Statt dein Leben zu ändern – was bedeuten würde, dich gesund zu ernähren, dich regelmäßig zu bewegen und mit dem Rauchen aufzuhören –, verordne ich dir einfach eine Insulinspritze." Patienten mit Typ-2-Diabetes glauben zu Recht, dass sie das Insulin wirklich brauchen. Sie werden geködert, auch, indem ihnen versichert wird: „Du darfst essen, was du willst. Du musst anschließend nur die richtige Insulindosis spritzen."

Das funktioniert zu Beginn der Therapie auch sehr gut – das Insulin kontrolliert den Blutzuckerspiegel. Also muss sich der Typ-2-Diabetes-Patient beim Essen und auch sonst im Alltag kaum einschränken. Doch dann passiert es: Es kommt zu einer insulinbedingten weiteren Zunahme des Körpergewichts, und als Folge müssen nach und nach immer höhere Mengen an Insulin gespritzt werden. Und aufgrund der inflationären Insulinverordnung werden die Patientinnen und Patienten mit Typ-2-Diabetes hierzulande immer dicker.

Forderung: Beim Typ-1-Diabetes ist Insulin lebenswichtig, beim Typ-2-Diabetes aber kann es schaden. Deshalb fordern wir eine Abkehr von der Insulinspritze für Typ-2-Diabetes-Patienten. Wenn wir nicht nur dagegen vorgehen wollen, dass immer mehr Menschen daran erkranken, sondern den Typ-2-Diabetes weitestgehend besiegen möchten, dann sollte die Devise stattdessen lauten: Lebensstiländerung und Gewichtsreduktion!

Gibt es ein Umdenken in Deutschland? Dass die seit den 1980er-Jahren übliche Praxis, eine intensivierte Insulintherapie auch beim Typ-2-Diabetes einzusetzen, ein Fehler war, zeigt die neue Nationale Versorgungsleitlinie zur Behandlung des Typ-2-Diabetes, die im Jahr 2023 veröffentlicht worden ist. Bei dieser wissenschaftsbasierten Leitlinie waren alle wissenschaftlichen Fachgesellschaften beteiligt, so die Deutsche Diabetes Gesellschaft (DDG), die Deutsche Gesellschaft für Innere Medizin (DGIM) und auch die Deutsche Gesellschaft für Allgemeinmedizin und Familienmedizin (DEGAM). Die Empfehlungen orientieren sich an den amerikanischen und europäischen Leitlinien. Hier ist eine Insulintherapie erst vorgesehen, wenn alle anderen medikamentösen und nicht-medikamentösen Diabetestherapien nicht mehr ausreichen. Und bei der Insulintherapie wird die intensivierte Insulintherapie nicht empfohlen, bei der man die Kohlenhydrate mit kurz wirkendem Insulin einfach „wegspritzt". Empfohlen wird eine Therapie mit einem lange wirkenden Insulin. Die Begründung dafür lautet: weil es für die in Deutschland so häufig angewendete, intensivierte Insulintherapie keinen ausreichenden wissenschaftlichen Nachweis gibt.

Auch Wissenschaft und Ärzteschaft haben also mittlerweile erkannt, dass es für Patienten mit Typ-2-Diabetes bessere Therapieverfahren als die Insulintherapie gibt. Insbesondere die sogenannten Abnehmspritzen, die ja eigentlich Medikamente für Personen mit Typ-2-Diabetes sind, verhindern Herzinfarkt oder Schlaganfall wesentlich effektiver als eine Insulintherapie. Doch für diese Medikamente gibt es keine staatlichen Ausgleichzahlungen und daher müssen Ärzte sehr vorsichtig bei der Verordnung dieser Medikamente sein.

Die Arbeitsgruppe von Roy Taylor, einem Wissenschaftler aus Newcastle in Großbritannien, hat vor einigen Jahren bahnbrechende Ergebnisse vorgestellt.[29] Sie haben Patienten mit einer durchschnittlichen Typ-2-Diabetes-Dauer von vier Jahren, die bereits eine Vielzahl an Tabletten zur Diabetesbehandlung erhielten, einer radikalen Ernährungsumstellung zugeführt. Die Betroffenen ersetzten für drei bis fünf Monate alle Mahlzeiten durch einen flüssigen Mahlzeitenersatz in Form einer Formula-Diät und führten anschließend schrittweise wieder feste Mahlzeiten ein. In einem Jahr haben sie durchschnittlich etwa zehn Kilogramm Gewicht verloren. Mit Beginn der radikalen Ernährungsumstellung wurden alle Diabetes- und Blutdruckmedikamente einfach abgesetzt. Und das war auch gut so – denn die Blutzucker- und Blutdruckwerte haben sich in kürzester Zeit normalisiert, sodass die Tabletten nicht mehr notwendig waren. Nach einem Jahr hatte die Hälfte der Teilnehmer auch keinen Diabetes mehr, man spricht von sogenannten Remissionen. Wer dabei mehr als 15 Kilogramm Gewicht verlor, hatte eine fast 90-prozentige Chance, den Diabetes ganz abzuschütteln. Auch zwei Jahre nach der radikalen Gewichtsabnahme blieben die Ergebnisse stabil. Auch nach fünf Jahren konnten 40 Prozent der ursprünglich mit Tabletten behandelten Patienten und Patientinnen gute Blutzuckerwerte, ganz ohne Medikamente, erreichen. Das Programm wurde nun in England durch den National Health Service in die Routineversorgung mit großem Erfolg eingeführt.

Übrigens: Auch die Medikamente zur Senkung des Blutdrucks konnten deutlich reduziert oder komplett abgesetzt werden. Je kürzer die Diabetes-Dauer ist, umso erfolgversprechender ist eine Lebensstilumstellung. Hier muss die Gesundheitspolitik angreifen – die Menschen systematisch auf Typ-2-Diabetes screenen und sie bei der Lebensstilumstellung unterstützen.

Doch die Situation in Deutschland unterscheidet sich erheblich von der in England. Auch wir haben entsprechende Studien in Düsseldorf durchgeführt[30] und konnten auf diese Weise viele Patienten von einer Insulintherapie absetzen. Diese Studien zeigen also: Nicht nur eine Magenbypass-OP, sondern auch Abnehmen und eine gesunde Lebensweise können die lebensstilbedingte Erkrankung Typ-2-Diabetes rückgängig machen.

Der Spruch: „Einmal Insulin – immer Insulin" ist falsch. Beim Typ-2-Diabetes gibt es einen Weg zurück zur Gesundheit.

Bei dieser Erkrankung ist also etwas erlaubt, was im Straßenverkehr strengstens verboten ist: Rückwärtsfahren in der Einbahnstraße. Wir haben sogar eine Studie mit der Unterstützung des Gemeinsamen

Bundesausschuss (G-BA) durchgeführt.[31] Das ist in Deutschland die wohl mächtigste Institution, die Beschlüsse fasst, welches Medikament oder welche Intervention von den gesetzlichen Krankenkassen bezahlt wird. Zusammen mit einer großen Krankenkasse haben wir unser Lebensstil-Interventionsprogramm, dessen Wirksamkeit wir zuvor in einer wissenschaftlichen Studie nachgewiesen hatten, in der Routineversorgung eingesetzt. Auch hier war das Ergebnis überzeugend, aber eine Einführung in die Regelversorgung wurde vom G-BA aus sehr fadenscheinigen Gründen abgelehnt. Lebensstiländerungen wird in Deutschland keine Chance gegeben, man überlässt die Diabetestherapie der Pharmaindustrie.

Resümee Die hohe Verordnungsrate von Insulin in Deutschland, die weltweit fast einzigartig ist, lässt sich nicht auf einen einzelnen Verantwortlichen zurückführen. Vielmehr ist das gesamte System krank. Die verschiedenen Akteure – darunter Ärzteschaft, Betroffene, Pharmaindustrie, Gesundheitspolitik und Krankenkassen – sind so eng miteinander verwoben, dass alle Komponenten in Richtung Insulintherapie wirken.

In den folgenden Kapiteln erfahren Sie, wie Sie Ihre Ernährung so umstellen, dass Sie vom Übergewicht loskommen und gar nicht erst in eine Abhängigkeit von der Insulinspritze hineinrutschen.

EXKURS

Lebensstiländerung unerwünscht?

Um Innovationen in das deutsche Gesundheitswesen zu bringen, wurde im Jahr 2016 im Rahmen des Versorgungsstärkungsgesetz der mit jährlich 200 Millionen Euro gut gefüllte Innovationsfond geschaffen. Im Rahmen einer telemedizinischen Studie, die nach höchstem wissenschaftlichen Standard durchgeführt und 2017 in dem international bedeutenden wissenschaftlichen Journal *Diabetes Care* publiziert wurde, haben wir die Wirksamkeit der Low-Insulin-Methode bei Personen mit Typ-2-Diabetes nachgewiesen.[32] Daraufhin hat eine große deutsche Krankenkasse erfolgreich einen entsprechenden Antrag beim Innovationsfond gestellt. Dieser wurde mit einer Fördersumme von 1,8 Millionen Euro auch bewilligt.

Insgesamt über 1000 Versicherte wurden zufällig entweder einer Kontrollgruppe oder einer Behandlungsgruppe mit der Low-Insulin-Methode zugeteilt. Das Ergebnis war wieder eindeutig: Bei den mit der Low-Insulin-Methode behandelten Personen mit Typ-2-Diabetes kam es zu einem Abfall der Blutzuckerwerte und des Gewichts. Außerdem konnten Medikamente reduziert oder auch abgesetzt werden.

Die Ergebnisse wurden dann ebenfalls in einem wissenschaftlichen Journal publiziert.[33]

Eigentlich sollten Projekte, die im Innovationsfond erfolgreich sind, in die Regelversorgung aufgenommen werden. Doch wie schon erwähnt hat der G-BA dies abgelehnt! Die Begründung: Die Studie wurde nicht geblindet durchgeführt. Bei einer geblindeten Studie wissen die beteiligten Personen nicht, ob sie zur Behandlungs- oder zur Kontrollgruppe gehören. Damit will man mögliche Verzerrungen durch Erwartungen oder Voreingenommenheit minimieren.

Doch wie soll man eine Lebensstil-Interventionen geblindet durchführen? Man kann der Kontrollgruppe ja keinen Unsinn erzählen. Die Ablehnung hat zu einem heftigen öffentlichen Schlagabtausch geführt. Ich, Stephan Martin, habe Professor Josef Hecken, dem Vorsitzenden des G-BA, in einem öffentlichen Schreiben in der *Ärztezeitung*[34] vorgeworfen, ein ganz klares gesundheitspolitisches Signal gesendet zu haben: Lebensstil-Interventionen sind in Deutschland nicht erwünscht. Man überlässt das Feld der Typ-2-Diabetes-Behandlung lieber der Pharmaindustrie. Auch der Lebensmittelindustrie kommt man bei der Vermarktung von fett- und kalorienreduzierten Produkten lieber nicht in die Quere. Und die Ärzteschaft wird nicht böse sein, denn auch hier wird man vom ersten Semester auf den medikamentösen Weg getrimmt. Ernährungstherapie kommt im Medizinstudium nicht vor. Auch ein großer Teil der Patienten wird es danken, dass das Signal „Lebensstiländerungen bringen nichts" gesendet wurde. Das bestätigt die Anspruchshaltung, dass die Medizin für alles schon die richtige Pille oder Intervention hat – nur nichts bei sich selbst ändern müssen. Letztendlich muss man sich die Frage stellen, warum ein Projekt durch so hohe Summen finanziert wird, wenn es mit Gründen, die bei der Antragstellung schon bekannt waren – die fehlende Verblindung – abgelehnt wird. Vielleicht sollte sich der Bund der Steuerzahler diesem Thema einmal zuwenden, denn hier werden öffentliche Gelder verschwendet!

Unser Buch soll einen Beitrag zur Aufklärung der Menschen über die tatsächlichen Ursachen von Übergewicht, Adipositas und Typ-2-Diabetes leisten. Es präsentiert mit der Low-Insulin-Methode einen Ansatz, der es ermöglicht, Gewicht zu reduzieren und einem Diabetes vorzubeugen oder sogar eine bestehende Erkrankung rückgängig zu machen. Wir wollen ein tieferes Verständnis der Krankheit vermitteln und Ihnen gleichzeitig praktische Lösungsansätze an die Hand geben, damit Sie Ihre Gesundheit selbst in die Hand nehmen und verbessern können.

4

Praxis-Ratgeber Ernährung

In den ersten drei Kapiteln haben Sie schon viel gelernt: Sie wissen, welche Lebensmittel Sie meiden sollten und warum. Wir haben Sie über die Fettlüge aufgeklärt und über den Einfluss des körpereigenen Hormons Insulin auf Fettverbrennung und Körpergewicht. In dem nun folgenden praktischen Teil geben wir Ihnen viele weitere Tipps, die Ihnen dabei helfen, die Pfunde purzeln zu lassen.

4.1 Kickstart mit einer Formula-Diät

Uns ist bewusst, dass die Low-Insulin-Methode eine große Herausforderung bedeutet. Die meisten müssen ihre Ernährung radikal umstellen. Damit der Einstieg leichter gelingt, kann es sehr hilfreich sein, mit einer Formula-Diät zu starten, bei der mindestens eine Mahlzeit am Tag durch ein Protein-Shake ersetzt wird. Wir konnten in Untersuchungen zeigen, dass dies ein optimaler Kickstart für das Abnehmen und auch für die Low-Insulin-Methode ist, weil man nicht viel beachten muss. Die meisten Formula-Diäten sind so konzipiert, dass die Versorgung mit essenziellen Nährstoffen und Vitaminen garantiert ist.

Erhältlich sind Formula-Diäten in Apotheken, Drogerien und Supermärkten. Wir empfehlen Ihnen zum Start mit der Low-Insulin-Methode ein proteinreiches, aber kohlenhydratarmes Produkt. Bei einem höheren Protein- und einem niedrigeren Kohlenhydratanteil darf die Gesamtkalorienzahl ruhig etwas höher liegen. Auf der Packung ist der jeweilige Protein- und Kohlenhydratanteil angegeben. Pro 100 Gramm Pulver sollte der Proteinanteil bei mindestens 50 Gramm, der Kohlenhydratanteil bei höchstens 30 Gramm liegen.

Manchen Produkten sind Süßstoffe wie Aspartam oder Sucralose zugesetzt. Diese Produkte sollten Sie meiden, denn auch Süßstoffe lassen die Insulinspiegel steigen!

So dosieren Sie die Formula-Diät ganz nach Ihren Bedürfnissen

Wie viel Pulver Sie genau für eine Mahlzeit benötigen, hängt von Ihrer Körpergröße ab. Damit die Formula-Diät richtig wirkt, müssen Sie die für Ihre Bedürfnisse richtige Menge zu sich nehmen. Dazu berechnen Sie zunächst Ihr Normalgewicht (siehe unten), danach richtet sich die Pulvermenge pro Shake. Die Formel zur Berechnung des Normalgewichts lautet:

Körpergröße in cm minus 100 = Normalgewicht in kg
Bei einer Körpergröße von 1,70 m wären das beispielsweise
170-100 = 70 kg

Pro Kilogramm Normalgewicht nehmen Sie ein Gramm Pulver je Shake-Mahlzeit zu sich. Bei einem Normalgewicht von 70 kg ergeben sich also 70 Gramm Pulver pro Shake. Mit einer grammgenauen Küchenwaage ist das leicht zu dosieren. Noch einfacher geht es, wenn Sie sich an folgender Abbildung orientieren:

INFO

So viel Pulver benötigen Sie pro Portion:

Ihre Körpergröße	Portionsgröße	Menge
ab 150 cm	5 gehäufte EL	50 g
ab 160 cm	6 gehäufte EL	60 g
ab 170 cm	7 gehäufte EL	70 g
ab 180 cm	8 gehäufte EL	80 g

Rühren Sie die für Sie richtige Pulvermenge mit einem Löffel in einem größeren Glas Wasser an oder verwenden Sie zum Mixen einen Shaker. Je nachdem, ob Sie Ihren Shake lieber flüssiger oder sämiger mögen, verwenden Sie 300 bis 500 ml Flüssigkeit.

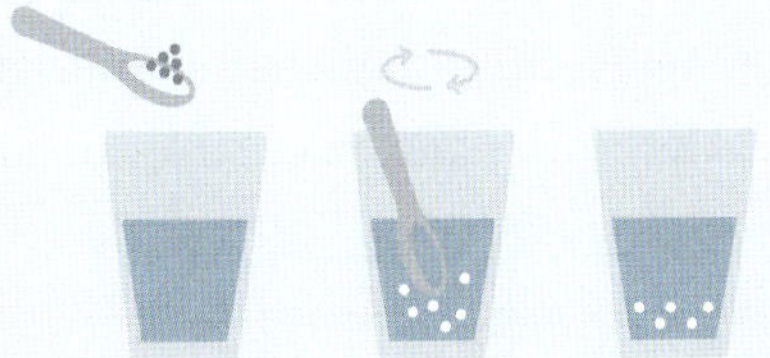

Ganz einfach umzusetzen: Ihr 12-Wochen-Plan Damit Ihnen der Start in die Low-Insulin-Methode mit einer Formula-Diät besonders leicht fällt, geben wir Ihnen nun eine genaue Anleitung für die ersten zwölf Wochen an die Hand.

Woche 1

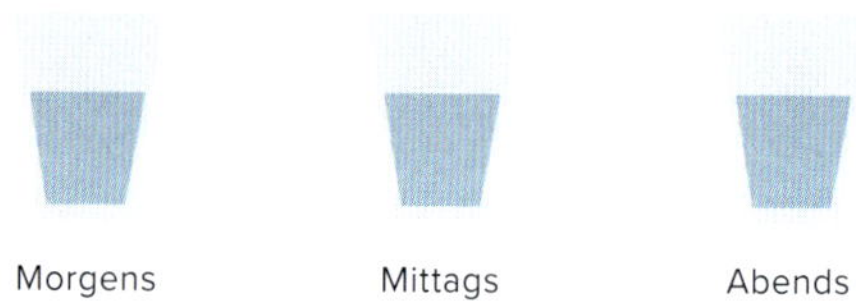

In der ersten Woche nehmen Sie ausschließlich Shakes zu sich! Sie ersetzen alle drei Hauptmahlzeiten durch eine proteinreiche und kohlenhydratarme Formula-Diät. Sie bereiten sich also zum Frühstück, zum Mittagessen und zum Abendessen einen Shake als Mahlzeitenersatz zu. Zur Info: Der Shake sättigt in der Regel vier bis sechs Stunden. Sollte Sie trotzdem der Hunger quälen, haben wir einen einfachen Tipp für Sie: Trinken Sie ein Glas Wasser oder eine Tasse Kräutertee. Dadurch haben Sie etwas im Bauch und halten bis zur nächsten Hauptmahlzeit besser durch.

Hilfreich ist es auch, sich abzulenken. Wenn Sie konzentriert etwas anderes tun, vergessen Sie den kleinen Hunger ganz leicht. Zur Not können Sie ein wenig Rohkost naschen: Möhre, Gurke, Selleriestange oder Paprikastreifen. Bitte kein Obst, denn Sie wissen ja, der darin enthaltene Zucker regt Ihren Appetit nur weiter an. Wenn Sie am Abend Hunger verspüren, gehen Sie bitte nicht mit knurrendem Magen zu Bett. Bereiten Sie lieber noch einen kleinen Shake mit etwa 50 bis 60 Gramm Pulver in 250 ml Wasser zu. Das lässt Sie ruhig schlafen und hält die Insulinspiegel für die Nacht niedrig.

Frühstücks-Shake mit Kaffeekick Ihren Shake können Sie entweder pur genießen oder ihn – wenn Sie Abwechslung mögen – mit Kräutern und Gewürzen, Gemüse, Tee oder Kaffee etwas aufpeppen. Die meisten Formula-Diäten haben nämlich keinen ausgeprägten Eigengeschmack. Bitte verwenden Sie zum Anreichern Ihrer Shakes nur natürliche Low-Insulin-Zutaten. Alles, was süß schmeckt, enthält auch Zucker oder in irgendeiner Form Zuckerersatzstoffe. Und wir haben ja gesehen: Das lässt Ihre Insulinspiegel schnell steigen und hindert Sie am Abnehmen.

Zum Anrühren der Shakes eignet sich am besten Leitungswasser. Milch sollten Sie aus den beschriebenen Gründen – Stichwort Milchzucker – meiden. Alternativ können Sie zucker- und kohlenhydratfreie Soja- oder Mandeldrinks verwenden.

Zur Deckung Ihres Flüssigkeitsbedarfs und zum Auffüllen Ihrer Mineralstoffspeicher ist es wichtig, dass Sie zusätzlich zu den Shakes reichlich mineralstoffreiches Wasser trinken. Diese Wasser unterstützen die Stoffwechselfunktion, entsäuern und helfen zusätzlich beim Abnehmen. Insgesamt empfehlen wir mindestens zwei, besser jedoch drei oder mehr Liter Flüssigkeit pro Tag. Viel Trinken hilft auch, typische Anfangsbeschwerden durch den Kohlenhydratentzug zu überstehen: Dazu gehören Kopfschmerzen, leichter Schwindel, ein zittriges Gefühl, Abgeschlagenheit oder Frieren. Aber keine Sorge, sobald die Umstellung auf den Fettstoffwechsel erfolgt ist, verschwinden diese kleinen Wehwehchen – in der Regel nach ein paar Tagen.

Woche 2 bis 4

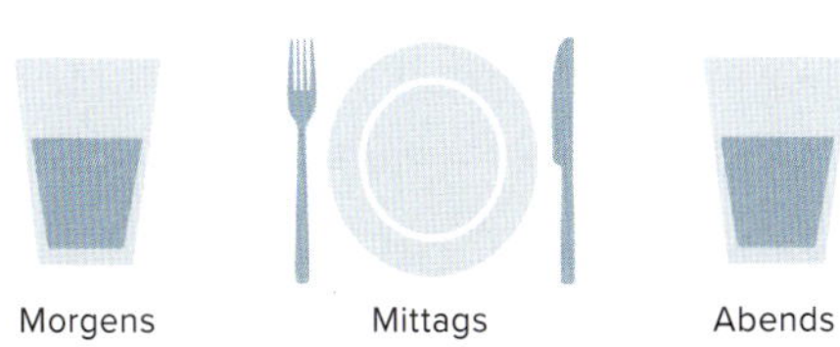

Großartig, der Anfang ist geschafft! Sie haben einen stringenten und rasanten Start hingelegt und befinden sich in voller Fahrt Richtung Low-Insulin. Ab der zweiten Woche beginnen Sie bereits wieder zu essen. Das heißt, Sie ersetzen die Shakes nach und nach durch kohlenhydratarme, besser noch Low-Insulin-Mahlzeiten. Idealerweise beginnen Sie mit dem Mittagessen. Morgens und abends bereiten Sie sich weiterhin einen Shake zu; zum Mittag gibt es ab jetzt eine Low-Insulin-Mahlzeit.

Woche 5 bis 12

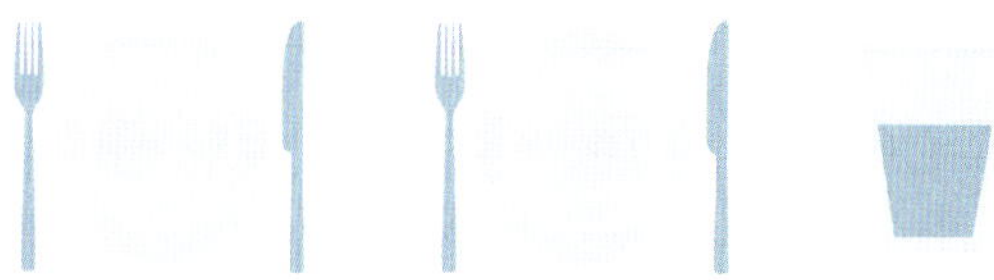

Glückwunsch, Sie haben die dritte Stufe Ihres Low-Insulin-Abnehmstarts erreicht! In der fünften Woche beginnen Sie, den zweiten Shake durch ein Essen zu ersetzen. Freuen Sie sich, da Sie so konsequent durchgehalten haben, auf Ihr erstes Frühstück! Aber bitte jetzt nicht zum Bäcker rennen und Croissants kaufen. Bleiben Sie bei Low-Insulin-Lebensmitteln.

Es lohnt sich, durchzuhalten Wir geben zu: Dieser Radikalstart mit dem vollständigen Verzicht auf Kohlenhydrate und den Proteinshake-Wochen ist ungewohnt und anstrengend, aber wir versichern Ihnen: Die Pfunde purzeln schon nach wenigen Tagen. Und das Verlangen nach Kohlenhydraten lässt schnell nach. Denn mit sinkenden Insulinspiegeln nimmt der Heißhunger auf Süßes ab.

Zur Motivation: Im Schnitt verlieren unsere Patientinnen und Patienten acht bis zehn Kilogramm in zwölf Wochen und können – und das ist ganz wichtig – dieses Gewicht auch nach Ende der Intensivphase halten. Anfangs werden Sie zwar nicht nur Fett, sondern vor allem auch Wasser abnehmen, aber der schnelle Gewichtsverlust motiviert Sie zum Weitermachen. Wir versichern Ihnen: Wenn Sie den Start geschafft haben, werden die kommenden Wochen einfacher – weil der Körper sich an die Energiegewinnung aus Fett anpasst.

4.2 Stable-Low-Insulin-Methode (S.L.I.M.): Die ersten Schritte

Egal ob Sie zuvor eine Formula-Diät durchgeführt haben oder nicht: Jetzt starten wir mit der praktischen Umsetzung der Low-Insulin-Methode und kommen gleich zu einem ganz entscheidenden Punkt. Im Gegensatz zu vielen anderen Ernährungsempfehlungen und Diäten fokussieren sich unsere wissenschaftlich fundierten und durch Studien abgesicherten Ernährungsempfehlungen auf die Senkung des Insulinspiegels. Die Energiedichte, also die Kalorienzahl pro Gramm, spielt keine oder nur eine untergeordnete Rolle. Mit anderen Worten: Die Auswahl der Lebensmittel ist viel wichtiger als Kalorienzählen.

Aus diesen Gründen handelt es sich bei der Low-Insulin-Methode auch nicht um eine Diät, sondern um ein Verhaltenskonzept, in dessen Zentrum das körpereigene Hormon Insulin steht.

Das gesamte Essverhalten sollte bei Ihnen ab sofort darauf ausgerichtet sein, die Insulinspiegel zu senken und auf einem niedrigen Niveau zu halten. Denn nur so, das haben Sie in den ersten Kapiteln gelernt, kann die Fettverbrennung starten.

Ganz wichtig: Die Umstellung soll nicht Schritt für Schritt erfolgen, sondern von jetzt auf gleich. Sie legen einen Kickstart hin und setzen von Anfang an alles auf Low-Insulin!

Wie erkenne ich Low-Insulin-Nahrungsmittel? Wer die Low-Insulin-Methode erfolgreich umsetzen möchte, sollte lernen, welche Nahrungsmittel die Ausschüttung von Insulin auslösen und welche nicht. In der Theorie ist es eigentlich ganz einfach: Das sind praktisch alle Nahrungsmittel, die Traubenzucker enthalten. Also nicht nur Haushaltszucker, sondern auch Milchzucker. Mit anderen Worten: Es spielt keine Rolle, ob Sie ein Glas Milch trinken oder ein halbes Glas Cola. Beide Getränke führen zu einem vergleichbaren Blutzuckeranstieg, der bewirkt, dass Insulin von der Bauchspeicheldrüse ausgeschüttet wird. Noch schneller geht es bei Stärke, denn diese besteht aus langen Ketten an Traubenzucker, die durch das Enzym Amylase blitzschnell in pure Glucose aufgespalten wird. Wer das nicht glaubt, sollte sich den glykämischen Index von Kartoffelpüree anschauen. Er liegt bei 85 und der von einfachem Haushaltszucker nur bei 65. Zur Erinnerung: Die Stärke aus Kartoffelpüree ist schneller im Blut und aktiviert die Insulinproduktion stärker als der Haushaltszucker. Stärke ist in allen Sättigungsbeilagen enthalten, seien es Kartoffeln, Nudeln, Reis oder Brot. Und auch bei Brot spielt es keine Rolle, ob es helles, dunkles oder Vollkornbrot ist (siehe Seite 166) – es gibt kaum Unterschiede in deren Wirkung auf die Insulinspiegel.

Zur Erinnerung hier noch einmal: Finger weg von Hafermilch. Schon 160 Milliliter, also nicht einmal ein Glas voll Hafermilch, enthalten so viel Traubenzucker wie 200 Milliliter Cola. Daher sei allen gesagt, die abnehmen wollen und aus ökologischen Gründen Hafermilch trinken: Es kann nicht funktionieren!

Glücklicherweise gibt es Tabellen, aus denen man den Traubenzuckergehalt ablesen kann. Personen mit Typ-1-Diabetes nutzen sie regelmäßig, denn sie haben einen Insulinmangel und müssen sich in Abhängigkeit des Traubenzuckergehalts ihrer Nahrung Insulin spritzen. Bei Menschen ohne einen durch Diabetes bedingten Insulinmangel übernimmt das die Bauchspeicheldrüse. Und bei Personen mit deutlichem Übergewicht wird eine Extraportion Insulin bei jedem Traubenzuckerreiz ausgeschüttet.

Zur Berechnung der richtigen Menge an Insulin nutzen Menschen mit Typ-1-Diabetes Austauschtabellen, in denen sogenannte Broteinheiten (BE) oder Kohlenhydrateinheiten (KE) enthalten sind. Schauen Sie sich einmal eine solche KE-Tabelle an: 1 KE entspricht 10 Gramm an Kohlenhydraten. So enthält ein halbes Brötchen 20 Gramm Kohlenhydrate und entsprechend 2 KE. Die Betroffenen nehmen die Anzahl der KE und berechnen mit einem speziellen Faktor die Menge an Insulin, die sie sich dann spritzen müssen.

Und das ist auch unser Tipp für alle, die mit der Low-Insulin Methode erfolgreich abnehmen wollen. Nutzen Sie einfach eine KE-Tabelle und meiden Sie alle Produkte mit vielen Kohlenhydrateinheiten, denn sie aktivieren auch in geringen Mengen die Insulinproduktion.

Quark, Eier, Käse, Gemüse oder Fleisch finden Sie in den Tabellen nicht; sie enthalten keine KE. Aber fragen Sie doch einmal jemanden mit Typ-1-Diabetes, der sich vor den Mahlzeiten Insulin spritzt, für welche Lebensmittel er spritzen muss. Die Patienten müssen zur Berechnung der jeweiligen Insulinmenge die KE von Lebensmitteln gut kennen. Sie werden überrascht sein, wo sie überall versteckt sind.

Wissen ist gut – Kontrolle ist besser Ohne das Wissen zu den KE in den Mahlzeiten kann die Low-Insulin-Methode demnach nicht zur gewünschten Gewichtsabnahme führen. Also: Wissen ist wichtig,

Kontrolle ist besser! Doch wie lässt sich kontrollieren, ob man wirklich nur Lebensmittel ohne KE zu sich nimmt? Das kann manchmal sehr schwierig sein, denn die Nahrungsmittelindustrie arbeitet mit allerlei Tricks.

Wer gekochten Schinken isst, glaubt, dass es sich um Fleisch handelt. Doch weit gefehlt! Damit abgepackter gekochter Schinken lange hält und auch gut schmeckt, wird Haushaltszucker zugesetzt. Womit wir wieder beim Thema der versteckten Zucker angekommen sind. Vor allem Fertigprodukte enthalten oft viel Zucker. Wie aber kann man das alles kontrollieren? Da gibt es ein einfaches Verfahren, und da sind wir wieder bei Personen mit Diabetes, denn die messen ihre Blutzuckerwerte. Viele glauben es nicht, aber es ist so: Auch bei gesunden Menschen, die keinen Diabetes mellitus haben, steigen die Blutzuckerwerte nach Mahlzeiten mit Traubenzucker an. Bei Personen mit erheblichem Übergewicht können diese nach 45 bis 60 Minuten auch mal bis über 200 mg/dl oder 11 mmol/l ansteigen. Das ist dann noch keine Krankheit, denn der Diabetes mellitus wird nur anhand des Nüchternblutzuckers (> 126 mg/dl bzw. 7,0 mmol/l) oder zwei Stunden nach einer Traubenzuckerbelastung von 75 g (> 200 mg/dl bzw. 11,1 mmol/l) diagnostiziert. Die Werte nach 45 bis 60 Minuten spielen da keine Rolle. Sie können allerdings dazu genutzt werden, um zu lernen, auf welche Lebensmittel der eigene Körper mit einem Anstieg der Blutzuckerspiegel reagiert.

Wer das machen möchte, kann sich in der Apotheke ein Gerät zur Messung des Blutzuckers und entsprechende Teststreifen kaufen. Mit einer kleinen Lanzette sticht man sich in die Fingerkuppe und kann dann mit wenigen Mikrolitern Blut den Blutzucker bestimmen. Stechen Sie dabei mit der Lanzette seitlich und nicht in die Mitte der Fingerkuppe! Auf der Fingerkuppe sind besonders viele Schmerzrezeptoren und da tut es deshalb deutlich mehr weh. An der Seite merkt man es meist kaum, und für die Bestimmung mit dem Teststreifen ist nur wenig Blut nötig.

Noch einfacher funktioniert die Messung mit einem Glucosesensor, der bis zu 14 Tage kontinuierlich die Glucose im Gewebe misst. Diese entspricht dem Blutzucker: Man kann daran sehr eindrucksvoll beobachten, wie der Glucosegehalt nach einer Kohlenhydrat-Mahlzeit ansteigt – und welche Lebensmittel keinerlei Glucoseanstieg bewirken. Der günstigste Sensor ist der Freestyle libre von Abbott, im Internet erhältlich. Mit der entsprechenden App auf dem Smartphone lässt sich der Sensor mit dem Gerät koppeln. Was man dann sieht, wirkt manchmal wie eine Hirnwäsche. Schon der kleinste Anstieg der Glucosewerte kann sich enorm auf die Insulinspiegel auswirken – und die sind entscheidend, wenn man erfolgreich mit der Low-Insulin-Methode Gewicht verlieren will. Wenn Sie die Sensoren bei Ihrer ganz normalen Ernährung nutzen, sehen Sie direkt, wo überall Traubenzucker enthalten ist. Wenn man erfolgreich sein will, darf der Glucosespiegel nicht nennenswert ansteigen, denn wie wir im dritten Kapitel (Exkurs ab S. 104ff.) gezeigt haben, kann schon ein kurzer Anstieg der Blutzuckerwerte mit der sich anschließenden Insulinausschüttung die Bemühungen der letzten Tage mit einem Mal kaputt machen.

INFO

Low-Insulin ist nicht nur Low-Carb

Damit es nicht zu einem Missverständnis kommt: Bei Low-Insulin handelt es sich nicht um ein reines Low-Carb-Ernährungsprogramm. Vielmehr geht es darum, die Ernährung konsequent umzustellen und möglichst ausschließlich die Lebensmittel zu verzehren, mit denen Sie die Insulinspiegel niedrig halten. Denn nur so können Sie die ungünstige Wirkung des Insulins auf die Fettverbrennung vermeiden.

Direkt loslegen Wie gesagt: Sie sollten direkt mit einem Kickstart loslegen. Nicht morgen, nicht nach Wochenende oder Urlaub oder dann, wenn Sie glauben, dass es vielleicht besser passt. Nein, heute! Der beste Moment, um mit einer Ernährungsumstellung zu beginnen, Gewicht zu verlieren, die Fettverbrennung anzukurbeln, ist genau jetzt. Keine Ausreden mehr, Ihr Weg in eine schlanke und gesunde Zukunft beginnt in diesem Augenblick – nutzen Sie ihn und starten Sie noch heute mit der Umsetzung Ihrer Ziele! Wir nehmen Sie dabei an die Hand.

Zuerst ausmisten Der Start gelingt am besten, wenn Sie zunächst einmal alles auf Low-Insulin umstellen. Sie müssen in Ihrer Küche, in Ihrer Vorratskammer, im Kellerregal, oder wo auch immer Sie Lebensmittel aufbewahren, ausmisten. Räumen Sie die Kohlenhydrate aus den Schränken, Schubladen, dem Kühlschrank und der Gefriertruhe! Denn so kommen Sie gar nicht erst in Versuchung, zwischendurch Kohlenhydrate zu „naschen". Am besten verschenken Sie alle verderblichen kohlenhydratreichen Lebensmittel und geben Ihre Süßigkeiten an Bekannte oder Kollegen, die nicht übergewichtig sind, weiter. Und vor allem: Kaufen Sie keine neuen kohlenhydratreichen Lebensmittel und auch bitte erstmal kein Obst! Warum Sie zunächst auch auf Obst verzichten sollten, erzählen wir Ihnen gleich genauer.

Die richtigen Vorräte kaufen Sobald Sie sich Ihrer alten High-Insulin-Vorräte entledigt haben, können Sie sich für Low-Insulin bereit machen. Dafür müssen Sie als erstes Ihre Vorräte wieder auffüllen, am besten mit frischen Zutaten, aus denen Sie sich Ihre Low-Insulin-Gerichte zubereiten können.

Dazu schon mal ein paar Empfehlungen: Für ein gesundes Frühstück eignen sich Omeletts oder Sahnequark mit Nüssen, dazu Kaffee oder Tee ohne Zucker. Wenn überhaupt, sollten Sie Tee und Kaffee nur mit möglichst wenig Milch trinken. Wenn Sie auf die Milch im Kaffee nicht komplett verzichten können, dann verwenden Sie Soja- oder Mandelmilch, aber keine Hafermilch.

Das Low-Insulin-Mittagessen sollte reichlich Salate, ausgewählte Gemüse und Rohkost enthalten, ergänzt durch eine großzügige Portion Proteine. Diese können aus Fisch, Meeresfrüchten, Fleisch, kohlenhydratarmen Milchprodukten wie Quark oder Käse, Tofu oder einer Kombination dieser Lebensmittel bestehen.

Zum Abendessen eignet sich eine große Gemüsepfanne. Bei Gemüse müssen Sie sich bezüglich der Insulinproduktion keine Gedanken machen. Und gerne viel Olivenöl nehmen, das macht zusätzlich satt und schützt Ihre Blutgefäße. Als Beilage können Sie ein Stück Fleisch oder Fisch essen, aber ohne Panade, denn die enthält wiederum viele Kohlenhydrate.

Kohlenhydrate, wir können es nicht oft genug wiederholen, sollten Sie bei der Zusammenstellung Ihrer Mahlzeiten weitestgehend vermeiden.

Falls Ihre Mahlzeit keine fetthaltige Zutat wie Meeresfisch oder Avocado enthält, können Sie ein bis zwei Esslöffel hochwertiges Pflanzenöl über den Salat oder das Gemüse geben. Brot sollten Sie aufgrund der starken Wirkung auf die Insulinspiegel möglichst meiden. Wer nicht gänzlich auf Brot verzichten möchte, hat mit Eiweißbrot eine Alternative. Dieses können Sie mit Käse, rohem Schinken und Gemüse wie Gurke oder Paprika belegen.

Ganz wichtig ist an der Stelle diese Erinnerung: Verzichten Sie auf Zwischenmahlzeiten. Snacks sind tabu, da Ihre Bauchspeicheldrüse Ruhe zwischen den Mahlzeiten benötigt. Warum das kleine Organ diese Pausen braucht, wissen Sie aus Kapitel 2. Wenn Sie diese Grundsätze beachten, steht einem erfolgreichen Start auf dem Weg zu einem gesunden Gewicht nichts mehr im Wege.

INFO

Studie konnte Erfolg der Low-Insulin-Methode eindeutig nachweisen

Wir haben unser Programm in einer wissenschaftlichen Studie getestet und mit einer Kontrollgruppe verglichen.[1] Die Teilnehmer der einen Gruppe lernten Schritt für Schritt, wie eine Ernährung mit weniger Kohlenhydraten und längeren Essenspausen die Insulinwerte niedrig hält und die Fettverbrennung anregt. Die Vergleichsgruppe ernährte sich wie bisher und ohne Reduktion der Kohlenhydrate.

Die Low-Insulin-Gruppe nutzte dabei zur Unterstützung der Ernährungsumstellung verschiedene Methoden zur Selbstkontrolle:

- regelmäßiges Wiegen
- tägliches Schrittezählen
- kontinuierliches Messen des Glucosespiegels (mehr dazu auf Seite 150f.)

Die Ergebnisse nach zwölf Wochen:

- Die durchschnittlichen Insulinwerte sanken von 11,5 auf 7,7 µU/ml
- Die Teilnehmer verloren im Schnitt 8 kg Gewicht
- Messungen zeigten, dass hauptsächlich Fett abgebaut wurde

- Verbesserung des Body-Mass-Index (BMI) um 2,5 kg/m^2
- deutliche Verringerung des gefährlichen Bauchfetts
- durchschnittliche Abnahme des Taillenumfangs um 8 cm

Diese Ergebnisse zeigen, wie effektiv unser Programm zur Gewichtsabnahme und Verbesserung der Gesundheit sein kann. In einer weiteren Kohorte im Rahmen des betrieblichen Gesundheitsmanagements konnten wir diese deutliche Gewichtsreduktion mit rund zehn Kilogramm sogar noch übertreffen.

4.3 Zur Motivation: Es kommt nicht zum Jo-Jo-Effekt

Kommen wir, auch aus Motivationsgründen, kurz zu einem wichtigen Thema. Uns ist bewusst, dass die meisten von Ihnen die Ernährung radikal umstellen müssen, wenn Sie sich von nun an nach der Low-Insulin-Methode ernähren. Was Sie aber unbedingt wissen sollten: Bei unserem Ernährungsprogramm kommt es nicht zum berühmt-berüchtigten Jo-Jo-Effekt: Während einer Diät oder Ernährungsumstellung purzeln die Pfunde. Doch schon bald nach Beendigung des Programms zeigt die Waage schnell wieder mehr an, nicht selten sogar mehr als zuvor. Das soll und wird Ihnen mit dem Low-Insulin-Programm nicht passieren, und das konnten wir in einer Untersuchung nachweisen.

Wir haben die Teilnehmer der Low-Insulin-Gruppe gebeten, auch nach Beendigung der Studie ihr Gewicht und ihre Schrittzahl weiterhin zu kontrollieren. Anschließend untersuchten wir beide Gruppen über einen Zeitraum von neun Monaten nach Studienende erneut. Mit bemerkenswerten Ergebnissen: Die Teilnehmer des Low-Insulin-Programms konnten ihr reduziertes Gewicht über ein Jahr lang halten. Es kam also nicht zum gefürchteten Jo-Jo-Effekt. Besonders erfreulich war eine durchschnittliche Verringerung des Taillenumfangs um fast 10 cm. Das deutet auf eine signifikante Abnahme des gesundheitlich bedenklichen Bauchfetts hin. Zusätzlich verbesserten sich Blutdruck-, Blutfett- und Blutzuckerwerte. Die Teilnehmer berichteten, dass ihnen die regelmäßige Selbstkontrolle ihrer Werte half, motiviert zu bleiben, um bei eventuellen Gewichtszunahmen schnell gegenzusteuern.

4.4 Die Grundprinzipien der Low-Insulin-Ernährung

Doch zurück zur Low-Insulin-Methode. Es gibt Lebensmittel, die Sie von nun an möglichst meiden sollten. Nicht nur, weil sie das Gewicht in die Höhe treiben, sondern vor allem auch deshalb, weil sie Ihnen nicht guttun oder sogar ungesund sind. Einige davon haben wir bereits in den ersten Kapiteln angesprochen, im Folgenden finden Sie eine detailliertere Auflistung.

4.4.1 Süßigkeiten und versteckter Zucker

Bisher haben wir Ihnen über natürliche Lebensmittel berichtet, die Stärke oder Milchzucker enthalten und daher die Insulinspiegel in die Höhe treiben. Aber es gibt auch Lebensmittel, denen Zucker zugesetzt wurde. Es versteht sich von selbst, auch wenn es schwerfällt: Ab sofort sollten Sie süßes Gebäck, Kekse und Fertigprodukte mit Zuckerzusätzen von Ihrem Speiseplan streichen. Auch gezuckerte Getränke, einschließlich Obstsäfte, sind tabu. Seien Sie vorsichtig bei Fertigmüsli-Sorten, weil die meisten Zuckerzusätze enthalten. Und auch das nicht gezuckerte Bio-Müsli enthält Getreideflocken, die voller Stärke sind. Überraschenderweise findet sich versteckter Zucker auch in aromatisierten Tees, Balsamicoessig, abgepacktem gekochtem Schinken und in weiteren Lebensmitteln:

INFO

Vorsicht: Versteckter Zucker!

(als Beispiele)

- Cornflakes und Frühstücks-Cerealien
- Dosenobst
- Eistee
- Fertige Salatdressings
- Fertige Suppen und Eintöpfe
- Fruchtjoghurt
- Grillsaucen
- Herings- und Krautsalat
- Instant-Cappuccino
- Ketchup
- Light-Produkte (z. B. Light-Saucen)
- Multivitamin-Nektar und Fruchtsäfte
- Müsliriegel
- Probiotische Trinkjoghurts
- Rotkohl im Glas
- Smoothies
- Trockenobst
- Zwieback

4.4.2 Das berühmte Kleingedruckte

Um versteckten Zucker in Lebensmitteln zu erkennen, sollten Sie sich die kleine Mühe machen und die Zutatenliste lesen. Wenn Sie dort Bezeichnungen wie Glucose, Fructose, Saccharose, Maltodextrin oder Sirup lesen, dann das Produkt besser im Regal liegen lassen. Wichtig ist auch: Je weiter vorne Zucker und zuckerähnliche Zutaten in der Liste stehen, desto höher ist ihr Anteil. Fallen Sie auch bitte nicht auf Werbesprüche wie „weniger süß" oder „reduzierter Zuckergehalt" herein – dennoch kann der Kohlenhydratgehalt sehr hoch sein.

4.4.3 Bier: Die unterschätzte Kohlenhydratquelle

Auch bei einem der deutschen Lieblingsgetränke sollten Sie von nun an deutliche Zurückhaltung üben, besser sogar völlig darauf verzichten. Die Rede ist vom Bier. Der beliebte Gerstensaft, im Volksmund auch flüssiges Brot genannt, ist leider eine wahre Kohlenhydratbombe und somit ganz ungünstig für Ihren Insulinspiegel. Das gilt übrigens für alle Biersorten. Ein kleines Glas trockener Rotwein zum Abendessen ist mit der Low-Insulin-Methode eher vereinbar als ein Pils. Die meisten alkoholfreien Biere enthalten noch mehr Kohlenhydrate, denn bei diesen wurde der Brauprozess vorzeitig gestoppt. Sollten Sie trotzdem gelegentlich ein Bier trinken wollen, greifen Sie also im Zweifelsfall besser zur alkoholhaltigen Variante, weil sie weniger insulinsteigernde Zusätze als die alkoholfreien Alternativen enthält.

Und noch ein Hinweis für Sportler: Wenn Sie nach dem Joggen oder dem Fitnessprogramm ein alkoholfreies Hefeweizen trinken möchten, weil Ihnen die Werbung suggeriert hat, damit verlorene Elektrolyte ausgleichen zu können, passiert Folgendes: Ihr Insulinspiegel steigt rapide an und die durch das Training angeregte Fettverbrennung stellt ihren Dienst abrupt wieder ein.

4.4.4 Vorsicht bei Reis, Nudeln und Kartoffeln

Sie wissen ja bereits aus den ersten Kapiteln dieses Buches, dass der Verzicht auf Kohlenhydrate weit über das Vermeiden von offensichtlich süßen Lebensmitteln hinausgeht. Denn leider sind auch scheinbar harmlose und beliebte Nahrungsmittel wie Nudeln und Kartoffelpüree reich an Kohlenhydraten. Sie enthalten oft große Mengen an Stärke. Viele kohlenhydratreiche Nahrungsmittel schmecken nicht süß, werden aber im Körper ähnlich verarbeitet. Bei Leckereien wie Schoko-Croissants, Desserts oder süßen Getränken ist bekannt, dass alle Abnehmversuche damit zum Scheitern verurteilt sind. Sie müssen aber auch verinnerlichen, dass Pastagerichte und Sandwiches ebenfalls problematisch sind.

Kurz zur Erinnerung: Stärke ist ein Vielfachzucker, der aus langen Ketten von Glucosemolekülen besteht. Unser Körper zerlegt diese Ketten im Verdauungsprozess in ihre Einzelteile, was zu einem Anstieg des Blutzucker- und folglich des Insulinspiegels führt – ähnlich wie bei einfachen Zuckerarten. Deshalb ist es ratsam, diese Lebensmittel drastisch zu reduzieren oder ganz zu meiden.

In der nachstehenden Tabelle haben wir die verschiedenen Arten von Kohlenhydraten und Lebensmittel, in denen diese enthalten sind, aufgelistet. Sie alle sind für die Low-Insulin-Methode ungeeignet.

INFO

Diese Zuckerarten stecken in Lebensmitteln

Kohlenhydrate	Zuckerart	Lebensmittel (Beispiele)
Glucose (Traubenzucker)	Einfachzucker	Honig, Trauben und viele andere Obstsorten
Fructose (Fruchtzucker)	Einfachzucker	Süßigkeiten, Früchte und Obst, insbesondere Äpfel, Birnen, Bananen, Fruchtsäfte, Frucht-Smoothies, Trockenfrüchte, Fertigmüsli
Galactose (Schleimzucker)	Einfachzucker	Milchprodukte, Wurstkonserven, Sojasauce, Sauerkraut, Bohnen, Hülsenfrüchte
Lactose (Milchzucker)	Zweifachzucker (Glucose + Galactose)	Milch, Milchprodukte wie Buttermilch, Joghurt, Käse, Butter, bestimmte Backwaren, Schokolade, Fertiggerichte, Kartoffelpüree, Paniermehl, Fertigmüsli
Saccharose (Haushaltszucker)	Zweifachzucker (Glucose + Fructose)	gesüßte Limonaden und Fruchtsäfte, Kakaopulver, Vanillezucker, Schokolade, Backwaren, Eis, Kaugummi, Fruchtjoghurt, Obstkonserven
Maltose (Malzzucker)	Zweifachzucker (Glucose + Glucose)	Bier, Kartoffeln, Nudeln
Stärke	Vielfachzucker	Kartoffeln, Nudeln, alle Brotsorten, wenige Gemüsearten wie Mais und Erbsen

4.4.5 Auch kein Brot – mit Ausnahmen

Auf die Frage nach dem ursprünglichsten deutschen Lebensmittel dürften viele „Brot“ antworten. Brot nimmt in unserer Kultur einen besonderen Stellenwert ein. Es ist tief in unserer Geschichte und Tradition verwurzelt, von biblischen Zeiten bis hin zu modernen Ernährungsgewohnheiten. Die deutsche Brotkultur wurde von der UNESCO sogar als immaterielles Kulturerbe anerkannt.

Es wundert also kaum, dass sich viele Menschen einen Tag ohne Brot kaum vorstellen können. Vom Frühstückstoast über das Pausenbrot bis hin zum Abendbrot – diese ganz spezielle Backware begleiten uns durch den gesamten Tag. Hinzu kommt, dass die Vielfalt der deutschen Brotsorten sehr beeindruckend ist. Sie reicht von traditionellen Weizen- und Roggenbroten bis hin zu kreativen Variationen mit Früchten, Nüssen oder sogar Bier.

Uns ist also bewusst, dass Brot eine große kulturelle Bedeutung für uns hat, doch für die Low-Insulin-Methode ist Brot, bis auf drei Ausnahmen, die wir Ihnen gleich noch vorstellen, leider nicht geeignet. Selbst Vollkornbrot, das oft als gesündere Alternative empfohlen wird, ist problematisch. Zwar enthält Vollkornbrot wertvolle Ballaststoffe, die gut für Verdauung und Darmflora sind, doch aus Sicht der Insulinregulation ist der Unterschied zu Weißbrot kaum vorhanden. Auch hier wissen Sie bereits, woran das liegt: an der in allen Brotsorten reichlich vorhandenen Stärke.

> Stärke wird im Körper zu Zucker abgebaut und führt zu einem Anstieg des Insulinspiegels. Das hemmt die Fettverbrennung und erschwert das Abnehmen.

Besondere Vorsicht ist bei industriell hergestelltem, abgepacktem Brot geboten. Dieses enthält oft Konservierungsmittel, die zusätzlich die Insulinproduktion anregen können. Auch sollte man sich von der Farbe des Brotes nicht täuschen lassen. Ein dunkles Äußeres garantiert nicht automatisch ein vollwertiges und ballaststoffreiches Inneres.

Für die Low-Insulin-Methode bedeutet das, dass Sie Ihren Brotkonsum überdenken und stark einschränken sollten. Denn im Sinne einer insulinbewussten Ernährung ist das notwendig. Belohnt werden Sie dafür mit purzelnden Pfunden und einem deutlich besseren Wohlbefinden.

Diese Brotsorten sind geeignet Wer glaubt, gar nicht ohne Brot auskommen zu können, sollte Eiweißbrot kaufen. Als Eiweißbrote oder eiweißangereicherte Brote bezeichnet man solche mit einem Proteingehalt von mindestens 22 Prozent. Üblich sind bei herkömmlichen Broten rund fünf Prozent. Diese Eiweißbrote enthalten entsprechend weniger Stärke aus Mehl, aber dafür mehr ganze Kerne und Samen. Sie sind vor allem für den Verzehr am Abend geeignet, dann braucht der Körper weniger schnelle Energie in Form von Kohlenhydraten als am Morgen. In geringen Mengen geeignet sind zudem Körnerbrot und Schwarzbrot mit einem Anteil ganzer Körner von mindestens 80 Prozent.

EXKURS

Studie: So wirkt sich Brot auf die Insulinspiegel aus

Da wir wissen, wie schwer der Verzicht auf Brot und Brötchen sein kann, möchten wir Ihnen noch eine Motivationshilfe in Form von zwei wissenschaftlichen Studien geben. Eine in Deutschland durchgeführte Studie hat vor einigen Jahren erstmals aufgezeigt, wie sich der Verzehr verschiedener Brotsorten auf Blutzucker- und Insulinspiegel auswirken. Die Forscher untersuchten vier in Deutschland beliebte Brot- und Brötchenvarianten: Roggen-Vollkornbrot, Dinkel-Weizen-Vollkornbrot, Roggenmischbrot aus Sauerteig und Laugenbrezeln.[2] Sie testeten deren glykämischen Index (GI) und die Insulinreaktion bei zwölf gesunden Probanden.

Die Ergebnisse: Mit einer Ausnahme verursachten alle getesteten Brotsorten einen beträchtlichen Anstieg des Insulinspiegels. Lediglich das Roggen-Vollkornbrot mit sichtbaren ganzen Körnern und Sonnenblumenkernen führte zu einem etwas geringeren Insulinanstieg. Diese Studie hat einen weitverbreiteten Mythos widerlegt, denn entgegen der allgemeinen Annahme, Vollkornprodukte seien grundsätzlich gesünder, führen die meisten Brotsorten – unabhängig von ihrer Zusammensetzung – zu einem erheblichen Anstieg des Insulinspiegels. Für alle, die ihr Gewicht reduzieren wollen und/oder unter Typ-2-Diabetes leiden, eine wichtige Erkenntnis.

Auch Vollkornbrot hemmt den Fettabbau Eine weitere Studie untersuchte die Auswirkungen der vier am häufigsten von Menschen mit Typ-2-Diabetes konsumierten Brotsorten auf Glucose- und Insulinspiegel.[3] Auch hier widersprachen die Ergebnisse der gängigen Annahme über die Gesundheitsvorteile von dunklem Brot. Die Studie zeigte, dass der Verzehr von 50 Gramm Kohlenhydraten aus Weißbrot, Weizenvollkorn-Buttermilchbrot und Vollkornbrot zu einem ähnlich hohen Anstieg von Insulinausschüttung und Blutzuckerwerten führte. Lediglich Roggen-Pumpernickel verursachte einen geringeren Anstieg der Glucose- und Insulinspiegel. Bei sämtlichen getesteten Brotsorten war die Fettverbrennung für fast drei Stunden zu über 80 Prozent blockiert.

Diese Erkenntnisse verdeutlichen, dass die meisten Brotsorten den Insulinspiegel erhöhen und somit den Gewichtsverlust erschweren können. Paradoxerweise empfehlen viele Ernährungsberater übergewichtigen Menschen oft Mehrkornbrot zum Abnehmen. Angesichts dieser Studienergebnisse erscheint jedoch selbst dieses vermeintlich gesündere Brot als kontraproduktiv für die Gewichtsreduktion. Die Studie unterstreicht die Notwendigkeit, die Rolle von Brot in Diäten zur Gewichtsreduktion und für Menschen mit Diabetes zu überdenken. Es zeigt sich, dass die Art des Brotes weniger entscheidend ist als bisher angenommen und dass selbst Vollkornvarianten den Insulinspiegel stark beeinflussen können.

EXKURS

Low-Insulin-Brot als Alternative

Übergewichtige und adipöse Menschen bekommen nach wie vor den Rat, statt hellem Brot lieber die Vollkornvarianten zu essen. Wir haben uns aber gefragt, wie sinnvoll dieser Umstieg überhaupt ist und mit Unterstützung der traditionellen Düsseldorfer Bäckerei Hinkel die „Düsseldorfer Brotstudie“ durchgeführt. Die Bäckerei Hinkel hat uns unterschiedliche Brotsorten zur Verfügung gestellt. Diese haben wir auf Blutzuckerspitzen und Insulinproduktion untersucht. Das überraschende Ergebnis: Egal ob helle Brötchen oder das rheinische Roggenbrot, die Blutzuckerausschläge nach dem Verzehr waren nahezu identisch. Mit Ausnahme eines Brotes, der sogenannten Abendschnitte. Dabei handelt es sich um ein Eiweißbrot. Es enthält keine Stärke und wird von der Rheinischen

Ackerbohne zusammengehalten. Dieses Brot hatte keinerlei Auswirkungen auf die Blutzuckerwerte und auch bei der Testung der Insulinproduktion ergab sich eine Nulllinie.

Das gab uns die Möglichkeit, die Low-Insulin-Methode noch einmal auf deren Sinnhaftigkeit hin zu untersuchen. Wir haben insgesamt 80 Düsseldorfer Brotliebhaber gefunden. Diese haben wir untersucht, gewogen und dann in zwei Gruppen unterteilt. Die eine Gruppe erhielt die Abendschnitte und damit das Low-Insulin-Brot, die andere ein Roggenmischbrot. Die Teilnehmer sollten ansonsten in ihrem Leben nichts ändern – nur das entsprechende Brot anstelle des bisherigen Brotes konsumieren.

Das Ergebnis nach drei Monaten: Die Gruppe mit dem Low-Insulin-Brot verlor knapp zwei Kilogramm an Gewicht. Bei der Roggenbrotgruppe tat sich nichts. Das Ergebnis haben wir in einer internationalen wissenschaftlichen Zeitschrift publiziert[4] und das hat zu einem breiten Medienecho geführt, sowohl in Deutschland als auch in den USA.

Aber Vorsicht: Nicht jedes Eiweißbrot ist unbedenklich, denn der Begriff ist nicht geschützt. Deshalb bleiben nur zwei Möglichkeiten: Sie schauen auf die Zutatenliste oder, besser noch, Sie messen 45 bis 60 Minuten nach dem Verzehr Ihre Blutzuckerwerte.

4.4.6 Geheimtipp: Resistente Stärke

Stärke sollten Sie meiden. Das wissen Sie, wir haben nun einige Male darauf hingewiesen. Doch wie so oft im Leben gibt es auch hier eine Ausnahme: die resistente Stärke. Sie passt gut zur Low-Insulin-Methode, da sie vom Körper anders verarbeitet wird als herkömmliche Stärke. Deshalb wollen wir sie hier etwas genauer betrachten.

Stärke im Allgemeinen besteht aus zwei Hauptkomponenten: Amylose und Amylopektin. Diese setzen sich aus einer Vielzahl von Zuckerbausteinen zusammen, die auf unterschiedliche Weise miteinander verbunden sind. Amylose bildet lange gerade Ketten, während Amylopektin stark verzweigt ist. Der alles entscheidende Unterschied liegt in der Verdaulichkeit nach Erhitzen und Abkühlen:

- Amylose ist für unsere Verdauungsenzyme schwer zugänglich und wird daher langsamer abgebaut.
- Amylopektin hingegen wird schnell in Glucose aufgespalten.

Das Verhältnis der beiden Stärkeformen in einem Lebensmittel bestimmt also, wie schnell die Stärke verdaut wird und wie stark sie den Blutzucker- und folglich den Insulinspiegel beeinflusst. Resistente Stärke, die einen hohen Anteil an Amylose enthält, wird im Dünndarm kaum verdaut. Stattdessen gelangt sie in den Dickdarm, wo sie von Darmbakterien fermentiert wird. Dieser Prozess führt zu einer deutlich geringeren und langsameren Blutzucker- und Insulinreaktion im Vergleich zu herkömmlicher Stärke. Deshalb passt resistente Stärke, trotz ihres Stärkegehalts, gut zur Low-Insulin-Methode.

Einkaufs- und Zubereitungstipps Sie haben zwei Möglichkeiten, resistente Stärke in Ihre Ernährung zu integrieren. Zum einen, indem Sie die richtigen Produkte kaufen und zum anderen, indem Sie bei der Zubereitung Ihrer Speisen ein paar Dinge beachten.

Zu den Lebensmitteln mit resistenter Stärke zählen:

- Vollkornprodukte mit ganzen Körnern
- Hülsenfrüchte (Linsen, Bohnen, Erbsen, Kichererbsen)
- Rohkost

Folgende Lebensmittel enthalten etwas mehr resistente Stärke, wenn Sie den Abkühl-Effekt nutzen:

- gekochte Kartoffeln und Reis nach dem Abkühlen verzehren
- diese Lebensmittel lassen sich wieder erwärmen oder kalt essen

Doch Vorsicht, durch das Abkühlen entsteht, wie oben beschrieben, lediglich etwas mehr resistente Stärke. Aber testen Sie es am besten selbst durch das Messen des Blutzuckers vor und nach der Mahlzeit.

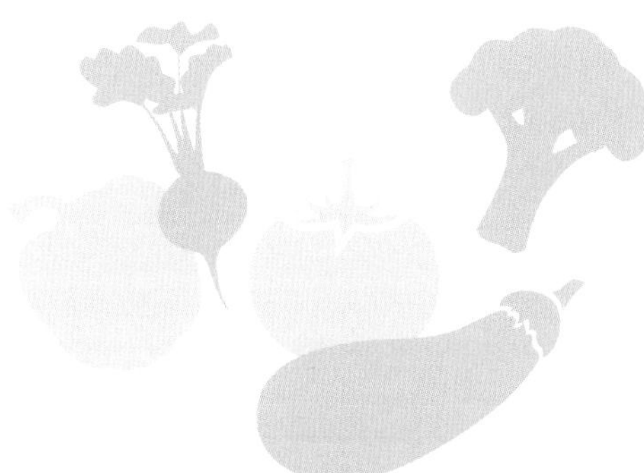

INFO

Resistente Stärke führt zu Blähungen

Ein kleiner Warnhinweis: Die resistente Stärke wird im Dünndarm nicht verdaut und aufgenommen. Sie gelangt dann in den Dickdarm und wird dort von den Darmbakterien verstoffwechselt. Das kann zu einer Gasentwicklung führen, die Sie dann als Blähungen bemerken. Das kann zwar unangenehm sein, signalisiert Ihnen aber, dass Sie bei der Umstellung Ihrer Ernährung auf Low-Insulin alles richtig gemacht haben. Die gute Nachricht ist: Diese Blähungen sind meist nur eine vorübergehende Begleiterscheinung. Insgesamt wird sich Ihre Verdauung verbessern.

4.4.7 Unbedingt im Regal stehen lassen: Süße Durstlöscher

Leider müssen wir noch auf weitere Tabu-Lebensmittel zu sprechen kommen. Die Rede ist von Fruchtsäften, Limonaden, Energydrinks und Light-Getränken, auf die wir schon im zweiten Kapitel eingegangen sind. Unser eindringlicher Rat: Machen Sie einen großen Bogen um diese Getränke. Sie enthalten große Mengen an Zucker und sind deshalb High-Insulin. In einem halben Liter Coca-Cola befinden sich umgerechnet 20 Stück Würfelzucker, in einer Fanta oder in einer Flasche Lipton-Eistee sind es 15 Stück. Auch die süßen Light-Getränke sind ungünstig, denn die künstlichen Süßstoffe können die Insulinproduktion ebenfalls anregen.

Viele greifen deshalb lieber zu Apfel- oder Orangensaft, in der Hoffnung den Durst gesünder zu löschen. Doch das ist leider nicht der Fall. Fakt ist: Auch sie enthalten jede Menge natürliche Zucker. In einem halben Liter Apfelsaft befinden sich ebenfalls 20 Stück Würfelzucker. Deshalb darf man Fruchtsäfte auch getrost als Süßigkeiten bezeichnen. Ebenso Malzbier und Energydrinks: Eine 0,5-Liter-Flasche Vita-Malz enthält 15 Stück Würfelzucker, ein halber Liter Energydrink bis zu 25 Stück. Bei einem Zuckergehalt von 3 g pro Stück Würfelzucker sind das rund 75 g Zucker.

Softdrinks verursachen Übergewicht und machen krank.

Fakt ist: Wer Softdrinks, Malzbier, Energydrinks und Säfte konsumiert, lebt nicht gesund. Die meisten Softdrinks, insbesondere in den USA hergestellte Produkte, sind mit einem mit Fructose angereicherten Sirup aus Maissirup (High-Fructose Corn Sirup, HFCS) gesüßt. Auch wenn Fructose kein Insulin auslöst, enthält der Sirup auch große Mengen an Glucose. In einer wissenschaftlichen Studie[5] konnte kürzlich auch nachgewiesen werden, dass Fructose in der Darmschleimhaut zu Glucose umgewandelt wird und sich somit auch auf die Insulinproduktion auswirkt. Zahlreiche Studien[6] haben gezeigt, dass der Konsum der mit diesem Sirup gesüßten Getränke zu Übergewicht bei Kindern, Jugendlichen und Erwachsenen führt und zudem mit Zivilisationskrankheiten wie Typ-2-Diabetes und Herz-Kreislauf-Erkrankungen einhergeht.

Wie kein anderes Getränk treiben Softdrinks die Blutzucker- und Insulinspiegel in die Höhe. Sie setzen das Sättigungsgefühl herab und führen zu regelrechten Fressattacken.[7] Wer diese Getränke in großen Mengen konsumiert, riskiert Stoffwechselerkrankungen und Herzprobleme. Australische Forscher haben zudem nachgewiesen, dass die Insulinspiegel permanent oben bleiben, wenn man sich zwischen den Mahlzeiten immer wieder gezuckerte Getränke gönnt.[8]

Spannend ist in diesem Zusammenhang auch ein vierwöchiges Experiment britischer Forscher.[9] Sie haben untersucht, welche Stoffwechselveränderungen auftreten, wenn gesunde, schlanke und mäßig sportliche Probanden ihre Ernährung durch eine tägliche Softdrink-Ration ergänzen, die zu 24 Prozent aus Glucosesirup besteht. Im Schnitt tranken die Teilnehmer je nach Körpergewicht 760 ml dieses Getränks. Am Ende des Experiments hatte die Fettmasse im Schnitt um ein ganzes Kilogramm zugenommen. Hinzu kam, dass sowohl die Nüchtern-Blutzucker- als auch die Insulinspiegel stiegen.

INFO

Fettleber durch mit Maissirup gesüßte Getränke

Leider stehen mit Maissirup gesüßte Getränke auch in direktem Zusammenhang mit einer nicht-alkoholischen Fettleber. Das hat eine Untersuchung von

Patienten mit einer nicht-alkoholischen Fettleber gezeigt.[10] 80 Prozent der Patienten gaben an, übermäßig viele Softdrinks (mehr als 500 ml am Tag) zu trinken, vor allem Cola und Fruchtsäfte. Mehr als die Hälfte der Erkrankten kam sogar auf zwei bis drei dieser Getränke am Tag. Auch das lässt sich durch den Insulineffekt erklären, denn das insulinhaltige Blut aus der Bauchspeicheldrüse gelangt zuerst in die Leber und dort passiert das gleiche: Die Fettverbrennung wird blockiert und die Fettablagerung gefördert.

4.4.8 Light-Getränke sind auch keine gute Idee

In der Hoffnung, ihren Durst gesünder zu löschen, greifen viele Menschen zu Light- oder Zero-Varianten von Softdrinks. Schließlich lassen sich damit ja Kalorien und Zucker sparen. Tatsächlich enthalten diese Getränke wenig bis keinen Zucker, dafür aber künstliche Süßstoffe. Und diese sind aus gesundheitlichen Gründen ebenfalls in keinster Weise zu empfehlen. Denn Studien zeigen erschreckende Ergebnisse:

Eine dieser Studien hat nachgewiesen, dass sowohl zuckerhaltige als auch künstlich gesüßte Getränke das Diabetesrisiko erhöhen.[11] Eine Metaanalyse zeigte, dass der Konsum eines solchen Getränks das Risiko für Typ-2-Diabetes um 25 Prozent erhöht, oft aufgrund von damit verbundenem Übergewicht.[12] Zudem wurden Zusammenhänge mit erhöhten Risiken für Schlaganfälle und andere Herz-Kreislauf-Erkrankungen festgestellt.

Eine große europäische Studie mit über 450.000 Teilnehmern ergab, dass der tägliche Konsum von mindestens zwei Gläsern gesüßter Getränke die Sterblichkeit deutlich erhöht.[13] Das Risiko ist bei den Light-Getränken sogar dreimal höher als bei zuckerhaltigen Varianten.

Evidenz genug für die American Heart Association (AHA) und die American Diabetes Association (ADA). Sie haben sich 2018 gegen den langfristigen Konsum von mit Süßstoffen versetzten Getränken ausgesprochen, insbesondere bei Kindern.[14] Auch die WHO empfiehlt in einer Anfang 2023 veröffentlichten Erklärung, zuckerfreie Süßstoffe nicht als Mittel zur Gewichtskontrolle oder zur Verringerung des Risikos nichtübertragbarer Krankheiten zu verwenden.[15]

INFO

Schorle ebenfalls nicht ratsam

Es bringt leider auch nichts, eine Schorle aus Fruchtsaft und Wasser zu trinken, denn der Körper reagiert auf den ankommenden Zucker mit Insulin und stoppt wiederum die Fettverbrennung.

INFO

Entsüßen Sie sich

Wer seinen Durst löschen möchte, sollte vor allem Wasser trinken. Als Alternative zu purem Wasser können Sie Wasser mit einem Spritzer Zitrone aufpeppen oder das Wasser in eine Karaffe mit Limette, Minzeblättern oder Gurkenscheiben füllen.

Tee oder Kaffee können Sie jederzeit bedenkenlos trinken – aber bitte nicht aromatisiert, gezuckert und am besten auch ohne Milch. Der Verzicht auf Zucker ist übrigens leichter umzusetzen, als Sie vielleicht denken. Es dauert nur ein paar Tage, bis sich Ihr Geschmack an die weniger süßen Alternativen gewöhnt hat.

4.4.9 Fructose möglichst meiden

Im Laufe dieses Buches haben Sie schon einiges über Fructose gelernt und Sie wissen, dass auch der in Früchten, süßen Säften und Marmelade enthaltene Einfachzucker den Insulinspiegel in die Höhe treibt. In der Nahrung kommt Fructose entweder als Monosaccharid oder in Kombination mit einem anderen Einfachzucker als Zweifachzucker (Disaccharid) vor. Zusammen mit Glucose bildet Fructose das Disaccharid Saccharose, den berühmten Haushaltszucker. Besonders viel

Fructose befindet sich in Früchten, Fruchtsäften, Marmeladen, Honig, Fruchteis oder Fruchtsirup.

Fructose und Insulin Wie Sie aus dem zweiten Kapitel wissen, ist nur Glucose in der Lage, die Insulinproduktion anzuregen. Die anderen beiden Einfachzucker Fructose und Galactose können das nicht. Doch genau an dieser Stelle müssen wir einhaken. Ganz neue Studiendaten zeigen, dass die Fructose in unseren Lebensmitteln, etwa in Obst oder Fruchtsäften, Marmelade und Trockenobst, doch nicht ganz schuldlos am hohen Insulinspiegel ist. Wie schon zuvor kurz erwähnt, wird die mit der Nahrung aufgenommene Fructose in der Darmschleimhaut in Glucose umgewandelt. Nur wenn nach dem Trinken fructosehaltiger Flüssigkeiten, also mit Zucker gesüßter Getränke oder Obstsäfte, große Mengen Fructose in den Darm gelangen, schafft die Darmschleimhaut die Umwandlung der Glucose nicht. Die überschüssige, nicht umgewandelte Fructose gelangt in die Leber und scheint dort eine unrühmliche Rolle bei der Entwicklung der Fettleber zu spielen.

Mit anderen Worten: Wenn man naturbelassene Früchte isst, wird durch das langsame Anfluten von Fructose diese in Glucose umgewandelt, was für die Leber offenbar unbedenklich ist. Wenn man aber Orangen auspresst und den Saft trinkt, kommt es zu einer Überlastung des Darms. Das ist nicht weiter verwunderlich, denn für ein Glas frisch gepressten Orangensaft benötigt man drei bis vier Orangen. Und vermutlich kommt niemand auf die Idee, so viele Früchte auf einmal zu verzehren. Dann führt die darin enthaltene Glucose zum Insulinanstieg, und die Umwandlung der Fructose in Glucose funktioniert nicht vollständig. Somit gelangt die Fructose in die Leber. Deshalb noch einmal unser Tipp: Meiden Sie möglichst alle Getränke außer Wasser, Kaffee und Tee.

Mehr noch: Auch die Obstabteilung sollten Sie zu Beginn Ihrer Ernährungsumstellung links liegen zu lassen. Das gilt insbesondere für Trockenobst, Marmelade, Dosenobst und Fruchtsäfte. Und keine Angst vor Vitaminmangel, nutzen Sie lieber Obst ohne Zucker – Gemüse. Hier können Sie bedenkenlos zugreifen. Zu den besonders empfehlenswerten Gemüsesorten gehören:

- **Aubergine** Steckt voller Vitamin A, C, E und B-Vitamine. Außerdem enthalten sind Kalium, Magnesium, Calcium, Eisen, Zink, Kupfer, Mangan und Phosphat sowie Antioxidantien, Ballaststoffe und Flavonoide.
- **Spinat** Enthält die Vitamine A, C und K sowie alle B-Vitamine, darunter auch Biotin und Folsäure. Hinzu kommen Kalium, Calcium, Magnesium und Eisen sowie zahlreiche Antioxidantien.
- **Blumenkohl** Ist eine tolle Quelle für die Vitamine C und K, die B-Vitamine 1 bis 6 sowie Folsäure. An Mineralstoffen sind Kalium, Calcium, Magnesium, Phosphor, Eisen und Zink enthalten.
- **Brokkoli** Steckt voller Vitamin C, K und Folsäure sowie den B-Vitaminen 1 bis 6, Vitamin E und Beta-Carotin. Zudem eine gute Quelle für Kalium, Calcium, Magnesium, Eisen und Zink.
- **Lauch (Porree)** Enthält reichlich Vitamin A, C und K sowie die B-Vitamine 1, 2, und 6. Außerdem stecken darin Kalium, Calcium, Magnesium und Phosphor.
- **Oliven** Besitzen viel Vitamin A, E und die B-Vitamine 1, 2 und 3, zudem Kalium, Calcium, Magnesium und Phosphor. Zusätzlich schützt das darin enthaltene Öl vor Herzinfarkt und Schlaganfall.
- **Paprika (rot, gelb und grün)** Steckt voller Vitamin A, C und K sowie Folsäure und Vitamin B6. An Mineralstoffen enthalten sind Kalium, Calcium, Magnesium und Eisen.

- **Radieschen** Kalorien-, fett- und kohlenhydratarm, dafür mit viel Vitamin C, Folsäure, Vitamin K, Kalium und Eisen, zudem Senföle mit antibakterieller und entzündungshemmender Wirkung.
- **Rhabarber** Punktet mit viel Vitamin C, aber auch Vitamin K und Folsäure. Hinzu kommen Kalium, Calcium, Magnesium und Eisen.
- **Salatgurke** Beliebte Quelle für Vitamin C und K sowie fast alle B-Vitamine und Beta-Carotin. An Mineralstoffen enthalten sind Kalium, Magnesium, Calcium und Eisen.
- **Sauerkraut** Ist reich an probiotischen Bakterien, die gut für die Darmflora und die Verdauung sind. Enthält Vitamin C, Beta-Carotin, Vitamin K und Folsäure sowie Kalium, Magnesium und Calcium.
- **Sojasprossen** Eine tolle Proteinquelle mit viel Vitamin C, K und Folsäure sowie Kalium, Magnesium, Eisen und Zink.
- **Spargel** Das beliebte Frühlingsgemüse sättigt nicht nur, es ist auch reich an Antioxidantien sowie an Vitamin K, Folsäure, Kalium, Magnesium und Eisen.
- **Stangensellerie** Enthält neben wertvollen Antioxidantien Vitamin C, K und Folsäure sowie Kalium, Calcium und Magnesium.
- **Tomate** Ebenfalls reich an Antioxidantien, insbesondere dem herzgesunden Lycopin. Steckt zudem voller Vitamin C, A und K, Folsäure, Kalium, Magnesium und Eisen.
- **Zucchini** Enthält kaum Kohlenhydrate, dafür aber Vitamin C und A sowie Kalium, Calcium und Magnesium.

INFO

KE-Tabelle: So erkennen Sie Low-Insulin-Nahrungsmittel

Um die Low-Insulin-Methode erfolgreich umzusetzen, ist es wichtig zu wissen, welche Nahrungsmittel eine Insulinausschüttung auslösen und welche nicht. Das ist nicht schwer, denn dabei handelt es sich um alle Nahrungsmittel, die Glucose enthalten. Und das ist, wie Sie wissen, nicht nur Haushaltszucker, sondern auch Milchzucker und Stärke. Es macht also keinen Unterschied, ob Sie Milch oder Cola trinken, beide Getränke führen zu einem vergleichbaren Blutzuckeranstieg, durch den das Insulin von der Bauchspeicheldrüse ausgeschüttet wird.

Doch manchmal ist man sich eben nicht sicher, ob nicht vielleicht doch irgendwo Zucker oder Kohlenhydrate enthalten ist. Glücklicherweise gibt es dafür Tabellen, die Menschen mit Typ-1-Diabetes nutzen, um sich die richtige Menge Insulin zu spritzen. Diese sogenannten Austauschtabellen zeigen an, wie viele die Broteinheiten (BE) oder Kohlenhydrateinheiten (KE) ein Lebensmittel enthält. Bei der Low-Insulin-Methode nutzen wir den KE-Wert. Wenn Sie eine KE-Tabelle nutzen, wissen Sie, welche Produkte Sie meiden sollten und welche Sie bedenkenlos essen können. Sie können sich eine KE-Tabelle kostenlos im Internet herunterladen: Einfach „KE-Tabelle“ im Suchfenster eingeben und es tun sich viele Quellen auf.

INFO

Lebensmittel-Tabelle mit Ampelsystem

Ab Seite 214 in diesem Buch finden Sie einen umfangreichen Überblick zu Lebensmitteln, aufgebaut nach dem Ampelsystem. Blau für „gut geeignet“, gelb für „in kleinen Mengen geeignet“ und rot für „nicht geeignet“. Für die Phase der konsequenten Gewichtsabnahme sollten Sie sich hauptsächlich an die blauen Lebensmittel halten. Denken Sie an das Experiment mit den Cashewkernen – ein Fehler kann Sie um Tage zurückwerfen.

Bleiben Sie konsequent

Die Low-Insulin-Methode erfordert eine konsequente Einhaltung, da selbst kleine Abweichungen die Fettverbrennung für längere Zeit stoppen können. Unsere Untersuchungen haben gezeigt, dass es nach Beginn einer strengen Low-Insulin-Ernährung, bei der auf Kohlenhydrate weitestgehend verzichtet wird, bis zu sieben Tage dauern kann, bis eine stabile Fettverbrennung erreicht wird.[16] Das ist messbar durch Ketonkörper in Atem, Blut und Urin.

Hinweis an dieser Stelle Auf den Seiten 104 bis 106 erklären wir, wie Sie eine Ketonmessung ganz einfach durchführen können.

Diesen Erfolg sollten Sie sich nicht unwissentlich zunichtemachen. In unserem Experiment durften die Testpersonen an Tag 8 zwei helle Brötchen mit Marmelade zum Frühstück essen. Die Folge: Die Fettverbrennung wurde schlagartig gestoppt! Anschließend wurde wieder auf Kohlenhydrate verzichtet. Doch im Schnitt dauerte es fünf Tage, um das vorherige Level der Fettverbrennung wieder zu erreichen. Schlanke Personen, die mit niedrigen Insulinspiegeln in das Experiment gestartet waren, konnten dabei ihre Fettverbrennung in kürzerer Zeit wieder ankurbeln, während übergewichtige Personen mit hohen Insulinausgangswerten es bis zum Ende der Untersuchungsphase nicht mehr schafften, eine stabile Fettverbrennung zu erreichen (siehe Abbildung unten).

Cheat Days Der gängigen Empfehlung mancher Ernährungsexperten, dass es völlig okay ist, einen Tag alles zu essen, was einem gefällt, sollten Sie auf keinen Fall folgen. Diese sogenannten Cheat Days können Ihre Bemühungen abzunehmen gleich um mehrere Tage boykottieren.

Fettverbrennungsrate

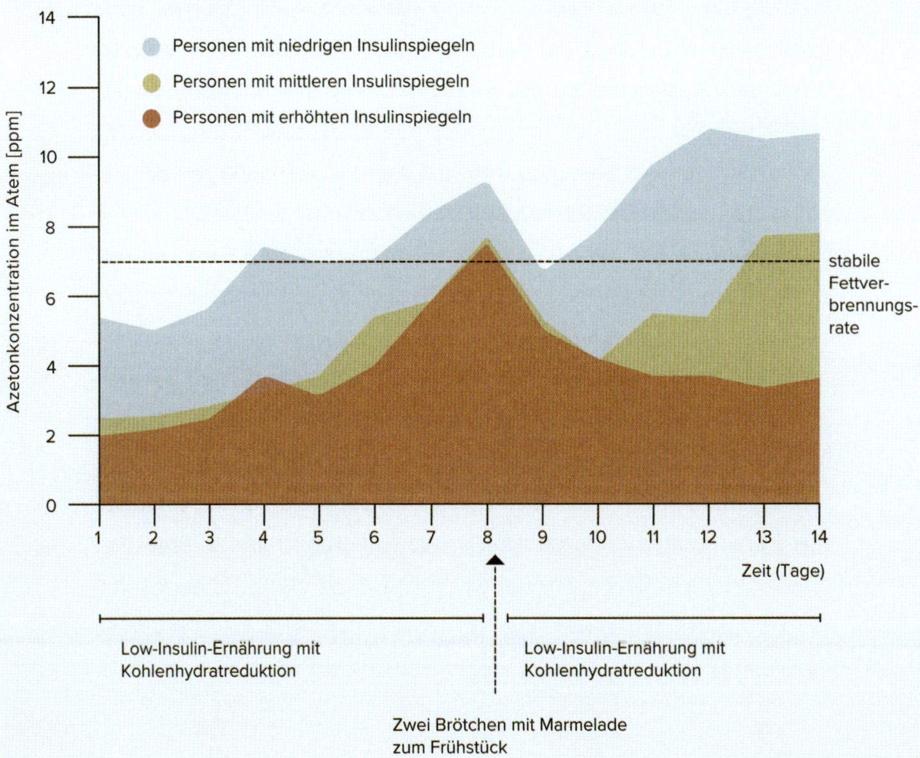

4.5 Ausreichend gute Fette essen

Wie Sie auch schon wissen, ist es bei der Low-Insulin-Methode nicht nur erlaubt, Fette zu essen – Fette sollten regelmäßig auf Ihrem Speiseplan stehen. Das richtige Fett schadet Ihnen nicht. Es macht Sie satt und schlank, und im Gegensatz zu Kohlenhydraten steigert es nicht die Insulinproduktion.

Hinzu kommt, dass sich Fette äußerst positiv auf den Ernährungsstoffwechsel auswirken. Wer fettreich isst, ist schneller satt und nimmt insgesamt weniger zu sich. So ist beispielsweise Olivenöl zum Abnehmen viel besser geeignet als jedes Low-Fat-Produkt. Studien haben auch gezeigt, dass Kinder, die fettarme Milch trinken, in der Regel dicker sind als jene, die Vollmilch trinken.[17]

Das große Problem der Light-Lebensmittel ist, dass ihnen sättigendes Fett fehlt und man deshalb mehr davon isst, als man sollte. Unser Tipp: Lassen Sie die klassischen Low-Fat-Produkte links liegen und kaufen Sie lieber einen Joghurt mit 10 Prozent Fettanteil. Der schmeckt auch viel besser, was für die meisten Gerichte gilt. Fett ist ein wichtiger Geschmacksträger und gibt zahlreichen Gerichten den richtigen Kick. Der Grund ist, dass viele Aromen und Geschmacksstoffe fettlöslich sind und erst in Kombination mit Fett ihren ganzen Geschmack entfalten.

Nicht zu unterschätzen sind auch die gesundheitlichen Auswirkungen von Fett in der Ernährung. Sie erinnern sich: Fett hat immer noch den Ruf, nicht nur fett zu machen, sondern auch gefährliche Plaques in den Arterien zu verursachen. Diese sollen Mitverursacher von Herzinfarkten, Schlaganfällen und anderen Erkrankungen des

Herz-Kreislauf-Systems sein. Doch genau das Gegenteil ist der Fall! Fett kann dem Pumpsystem unseres Blutes sogar zuträglich sein. Das haben Studien bereits in den 1970er-Jahren herausgefunden.[18] Heute wissen wir, dass uns vor allem pflanzliche Fette, im Rahmen einer mediterranen Kost mit Olivenöl und Nüssen, nicht dick machen, sondern uns zusätzlich vor gefährlichen Herz-Kreislauf-Erkrankungen schützen.

Mit fetthaltigen Produkten können Sie Ihre Low-Insulin-Kost wunderbar anreichern. Gönnen Sie sich ohne schlechtes Gewissen beispielsweise jeden Tag eine Handvoll fettreiche Nüsse wie Hasel-, Macadamia- oder Walnüsse oder auch Kerne und Samen (siehe Tabelle auf Seite 218). Auch kalt gepresste Pflanzenöle, die reich an mehrfach ungesättigten Fettsäuren sind, eignen sich sehr gut. Dazu gehören Hanf-, Lein-, Raps- und Walnussöl. Sehr empfehlenswert ist auch kalt gepresstes Olivenöl. Es liefert zuhauf speziell die einfach ungesättigten Fettsäuren. Auf dem Etikett sollte „extra nativ" oder „extra virgin/vergine" zu lesen sein.

Ernährungstipp: Verwenden Sie jeden Tag ein bis zwei Esslöffel wertvolles Öl zu den Mahlzeiten. Vor allem dann, wenn Ihr Essen keine sehr fettreiche Komponente enthält.

INFO

Fettreiche Lebensmittel, bei denen Sie ohne Bedenken zugreifen können

(als Beispiele)

PFLANZLICHE QUELLEN
Chiasamen
Kürbiskerne
Leinsamen
Mandeln
Walnüsse

FRÜCHTE UND GEMÜSE
Avocados
Oliven

ÖLE
Avocadoöl
Leinöl
Olivenöl
Rapsöl

TIERISCHE QUELLEN
Eier
Lachs, Makrele, Hering

MILCHPRODUKTE
Butter
Crème fraîche
Feta
Frischkäse
Sahne
Sauerrahm
Schmand
Vollfett-Mozzarella
Vollfett-Quark

4.6 Fett kann auch hilfreich sein

Wenn man bei der Low-Insulin-Methode einmal Kohlenhydrate essen möchte, sollte man auf den Fettgehalt achten. Reines Kartoffelpüree ist nicht gut, aber etwas besser, wenn man Butter dazugibt. Deutlich besser sind in Fett gebackene Bratkartoffeln oder sogar Pommes frites mit viel Mayonnaise. Durch das Fett wird die Aufnahme der in Kartoffeln enthaltenen Stärke verzögert und die Anstiege der Insulinspiegel sind flacher. Aber auch das können Sie selber testen. Bringen Sie sich in die Fettverbrennung, indem Sie die Low-Insulin-Methode mehrere Tage konsequent anwenden. Messen Sie Ihre Ketonkörper und wenn Sie eine stabile Fettverbrennung haben, testen Sie abends einzelne Mahlzeiten – z. B. kohlenhydrathaltige Pommes mit Mayo, denn diese besteht ja aus Protein und Fett. Messen Sie am nächsten Tag die Ketonkörperkonzentration in der Atemluft. Ist diese konstant, dann war die Mahlzeit am Abend nicht schlimm. Wenn sie aber einbricht, wissen Sie, was Sie künftig besser weglassen. Einige Testpersonen aus unseren Studien haben uns berichtet, dass sie keine negativen Auswirkungen von Pommes mit Mayonnaise beobachtet haben. Aber testen Sie selbst!

Für den Insulinspiegel ist also nicht nur wichtig, wie viele Kohlenhydrate Sie essen, sondern auch, was Sie zusammen mit ihnen verzehren.

4.7 Food Order: Die richtige Reihenfolge beim Essen

Kommen wir zum nächsten Tipp, der Ihnen dabei helfen soll, Ihre Insulinspiegel niedrig zu halten. Es geht um die Reihenfolge der verspeisten Lebensmittel, denn für die Höhe der Insulinspiegel nach einer Mahlzeit ist nicht nur entscheidend, wie viel Sie essen und was sich genau auf dem Teller befindet, sondern auch, in welcher

Reihenfolge Sie die einzelnen Lebensmittel zu sich nehmen. Das gilt insbesondere für Kohlenhydrate, die die Insulinspiegel in besonderem Maße ansteigen lassen. Wie viel Insulin sich nach einer Mahlzeit im Blut befindet, hängt also nicht nur von der Quantität und Qualität der verzehrten Kohlenhydrate ab. Es spielt auch eine wichtige Rolle, wann Sie die kohlenhydrathaltigen Lebensmittel im Verlauf einer Mahlzeit verzehren.

Das Wichtigste gleich vorab: Wissenschaftliche Studien haben nachgewiesen, dass der Verzehr der Kohlenhydrate am Schluss einer Mahlzeit für Low-Insulin am günstigsten ist.

Schauen wir uns dazu das Beispiel eines typischen Mittagessens an. Sie verzehren ein Sandwich mit Hähnchenbrust und Salat. Die Folge: Nach der Mahlzeit kommt es zu einem relativ hohen Anstieg des Insulinspiegels. Wenn Sie aber die drei Komponenten trennen und zuerst den Salat, dann das Fleisch und zuletzt das Brot essen, fällt der Anstieg des Insulinspiegels deutlich moderater aus.

Dass die Essensabfolge die Insulinspiegel nach der gesamten Mahlzeit entscheidend beeinflusst, haben mehrere Untersuchungen zur „Food Order“ gezeigt, also zur Reihenfolge der Lebensmittel, in der die einzelnen Hauptnährstoffe – Kohlenhydrate, Fette und Proteine – einer Mahlzeit in den Körper aufgenommen werden.

In einer Studie am Cornwall Medical College in New York hat man untersucht, wie sich die Reihenfolge der Nahrungskomponenten bei elf Patienten mit Adipositas und Typ-2-Diabetes auswirkt.[19] Die Food Order sah dabei wie folgt aus: erst Kohlenhydrate (Ciabatta-Brot und Orangensaft), 15 Minuten später Proteine (gegrillte Hähnchenbrust) und Gemüse (grüner Salat mit Tomaten und Brokkoli mit Butter).

Eine Woche später hat man diese Reihenfolge umgekehrt: Wenn die Probanden zuerst Proteine und Gemüse und anschließend die

Kohlenhydrate konsumiert haben, waren die Insulinspiegel ein beziehungsweise zwei Stunden nach der Mahlzeit deutlich niedriger.

Die gleiche New Yorker Arbeitsgruppe hat später in weiteren Untersuchungen untermauern können, dass man die Blutzucker- und Insulinspiegel durch den Verzehr der Kohlenhydrate am Schluss einer Mahlzeit deutlich senken kann.[20] Auch in einer japanischen Untersuchung sanken die Insulinspiegel nach den Mahlzeiten, wenn zuerst Gemüse und anschließend Kohlenhydrate verzehrt wurden, im Vergleich zur umgekehrten Reihenfolge.[21]

Zuerst das Gemüse Fazit: Wenn Sie die Insulinspiegel also niedrig halten wollen, dann sollten Sie vor der eigentlichen Mahlzeit keine Kohlenhydrate essen. Viel besser ist ein knackiger Salat oder Oliven. Lassen Sie das Brot, das im Restaurant häufig vor dem bestellten Essen gereicht wird, einfach stehen. Auf diese Weise können Sie den Anstieg des Insulins nach dem Essen bremsen. Die erlaubte Tagesration Kohlenhydrate setzen Sie am besten an den Schluss Ihrer Mittagsmahlzeit. Auch sonst eignet sich für Low-Insulin ein frischer Salat mit Tomaten und gegrillter Hähnchenbrust viel besser als ein Hähnchen-Sandwich mit Tomaten und Salat.

4.8 Übersäuerung möglichst vermeiden

Ein weiterer Punkt, den Sie bei Ihrer Ernährung beachten sollten, ist der Säure-Basen-Haushalt. Die Begriffe Säuren und Basen kennen Sie vermutlich noch aus der Schule. Bei den beiden handelt es sich um Gegenspieler, die sich gegenseitig neutralisieren können. Der pH-Wert gibt an, wie sauer oder basisch eine Lösung ist. Ein pH-Wert von 7 ist neutral, Werte darunter bedeuten sauer, und Werte darüber bedeuten basisch.

Nun ist es so, dass in unserem Körper an verschiedenen Stellen des Verdauungssystems auch unterschiedliche pH-Werte vorliegen. Im Mund ist der pH-Wert relativ neutral, im Magen wird es dann durch die Magensäure sehr sauer (pH-Wert 1 bis 4). Gallen- und Bauchspeicheldrüsensaft machen den Speisebrei dann wieder basischer. Wichtig im Zusammenhang mit der Ernährung ist: Die Lebensmittel, die wir essen, beeinflussen den pH-Wert, weil bei der Verdauung saure, neutrale oder basische Abbauprodukte entstehen.

Was aber immer nahezu konstant bleibt, ist der pH-Wert im Blut. Er liegt zwischen 7,35 bis 7,45. Möglich machen das spezielle Puffersysteme, die eine Übersäuerung verhindern. So sorgen die Nieren dafür, dass überschüssige saure Abbauprodukte ausgeschieden werden, wodurch es zum sauren Urin kommt. Anders als das Blut schwankt der pH-Wert des Urins zwischen 5 und 8; es kommt ganz darauf an, was wir vorher gegessen haben.

Übersäuerung – ein Krankheitsrisiko Leider trägt die typische westliche Ernährungsweise mit viel Brot, Fleisch, Wurst und Zucker sowie eher wenig Gemüse dazu bei, dass es zu einer Übersäuerung kommen kann. Der Körper versucht dann, die Säuren zu neutralisieren. Dafür nutzt er seine Mineralstoffspeicher, die als Gegenspieler fungieren. Das geht auch eine Weile gut, doch bei länger andauernder Übersäuerung sind die Mineralienvorräte irgendwann so entleert, dass die Depots keine zusätzlichen Mineralstoffe mehr abgeben können. Im Extremfall kann es sogar sein, dass Mineralien aus den Knochen gelöst werden. Das verringert die Knochendichte und kann zu Osteoporose führen. Dem Körper ist es nicht mehr möglich, anfallende

Säuren abzupuffern. Wenn dann auch die Ausscheidekapazität der Nieren erreicht ist, verbleiben die überschüssigen Säuren im Körper. So kommt es zu Beeinträchtigungen im Stoffwechsel.

Welche Folgen das haben kann, hat die DONALD-Studie aus Dortmund gezeigt.[22] Die Wissenschaftler haben bei sechs- bis zehnjährigen Kindern im Urin sowohl den Säuregrad als auch die Cortison-Abbauprodukte untersucht. Ergebnis: Je höher die ernährungsbedingte Säurebelastung, desto saurer war der Urin und umso höher lagen die Cortisonspiegel.

Das bedeutet: Wenn der Körper Säure aus der Nahrung aufnimmt, steigt das Stresshormon Cortison an. Und jeder, der schon einmal Cortison einnehmen musste, weiß, was passiert: Man nimmt zu!

Doch das ist leider noch nicht alles, denn auch das Insulin spielt eine Rolle. Bei Untersuchungen an rund 1.500 Erwachsenen hat sich gezeigt, dass Personen mit höherer Säurebelastung, aber niedrigeren Mineralstoffkonzentrationen höhere Insulinspiegel aufweisen.[23] Besonders ausgeprägt war dieser Zusammenhang bei übergewichtigen Menschen.

Abnehmstopp verhindern Warum wir Ihnen das alles erzählen? Weil bei der kohlenhydratarmen Ernährung etwas ganz Besonderes passiert: Die Insulinspiegel sinken und die Fettverbrennung kann starten – das wissen Sie bereits. Gleichzeitig entstehen beim Fettabbau aber auch Ketonkörper. Diese Ketonkörper, auch Ketosäuren genannt, gelangen ins Blut und bewirken dort eine Verschiebung ins Saure. Und in einer unserer Studien[24] passierte dabei Folgendes: Nach anfänglich schnellen Erfolgen und obwohl sich die Teilnehmer an die Vorgaben hielten, verlangsamte sich die Gewichtsabnahme nach drei Monaten oder stoppte sogar ganz. Eine mögliche Erklärung ist: Der

Körper hat die weitere Freisetzung von Ketosäuren zum Schutz der Zellen verhindert, und somit kam es zum Stopp des Fettabbaus.

Doch die gute Nachricht ist: Das muss nicht sein. Um einem Abnehmstopp vorzubeugen, sollte man basisch verstoffwechselte Nahrungsmittel zu sich nehmen. Dazu gehören: Gemüse, Salate, Pilze, Kräuter und mineralreiche Getränke. Neutral wirken Fette und Öle. Zu den eher säurebildenden Lebensmitteln gehören Getreideprodukte, Teigwaren, Milch, Milchprodukte, Eier, Fisch, Fleisch und Wurst.

Wenn es nicht gelingt, die Säuren in Schach zu halten, kann man auch zusätzlich ein Basenpulver zu sich nehmen. In einer Untersuchung konnten wir nachweisen, dass der Fettabbau dann nicht gestoppt wird und man weiter Gewicht verliert.[25]

TIPP

Ab der achten Woche pH-Wert messen

Wenn Sie langfristig Fett abbauen wollen, kann es sinnvoll sein, ab der achten Woche Ihrer Low-Insulin-Ernährung regelmäßig den pH-Wert Ihres Urins zu kontrollieren. Wenn die Werte trotz basischer Ernährung eine Übersäuerung anzeigen, können Sie mit Basenpulver entgegenwirken.

Die pH-Kontrolle ist ganz einfach. Dazu besorgen Sie sich pH-Teststreifen aus der Apotheke, die kosten nur wenige Euro. Diese Streifen halten Sie dann für ein paar Sekunden in den Urinstrahl. Dann lesen Sie den pH-Wert anhand einer Farbskala ab. Wenn Sie den Urin morgens nach dem Aufstehen messen, sollte er wegen der nächtlichen Säureausscheidung im sauren Bereich liegen. Am Nachmittag, etwa zwei bis drei Stunden nach dem Mittagessen, sollte der pH-Wert eher neutral oder basisch sein. Ist das nicht der Fall und der Streifen zeigt Säure an, kann ein Basenpräparat sinnvoll sein. In unseren Studien haben sich Basenpulver ohne Kohlenhydrate bewährt, die reich an Citrat, Kalium, Magnesium, Calcium und Zink sind.[26]

4.9 Diese Lebensmittel senken den Insulinspiegel

Kommen wir nun zu weiteren praktischen Tipps und Ernährungsempfehlungen, die Ihnen die Low-Insulin-Methode deutlich erleichtern können. Ernährungsstudien nehmen regelmäßig einzelne Lebensmittel genauer unter die Lupe, um ihre Wirkung auf den menschlichen Organismus zu untersuchen. Bei Studien mit übergewichtigen Personen mit Typ-2-Diabetes liegt der Fokus naturgemäß auf dem Einfluss bestimmter Nahrungsmittel auf Blutzucker- und Insulinspiegel.

Dabei machen immer wieder Lebensmittel auf sich aufmerksam, die sich positiv auf diese Werte auswirken können.

Im Folgenden zeigen wir eine Auswahl an Nahrungsmitteln, die in Studien nachweislich eine insulinsenkende Wirkung gezeigt haben und sich daher gut für eine insulinbewusste Ernährung eignen.

4.9.1 Zimt ist ein Fatburner

Das als wärmend geltende Gewürz aus der getrockneten Rinde des Zimtbaumes hat sich in verschiedenen Studien als sehr vielversprechend für Menschen mit Typ-2-Diabetes und Prädiabetes erwiesen. Eine Übersichtsarbeit, die 16 randomisierte Studien analysierte, kam zu dem Schluss, dass Zimt den Blutzuckerspiegel und die Insulinwerte senken kann.[27] Deshalb passt das Gewürz auch bestens zu der hier im Buch vorgestellten Low-Insulin-Methode.

Eine Studie aus dem Jahr 2020 verglich die Wirkung von Zimt mit einem Medikament, das bei Adipositas eingesetzt wird.[28] Die Zimtkapseln zeigten nach 60 Tagen eine vergleichbare Wirkung auf den BMI und die Lipase-Aktivität wie in der medikamentös behandelten Gruppe, während die Insulinspiegel allerdings in der Zimtgruppe stärker sanken.

Zudem untersuchten schwedische Forscher den Einfluss von Zimt auf die Insulinausschüttung nach kohlenhydratreichen Mahlzeiten. Probanden, die drei Gramm Ceylon-Zimt (keinen Cassia-Zimt, wegen des Cumarins!) zu einem Milchreis-Gericht hinzufügten, wiesen ein und zwei Stunden nach der Mahlzeit deutlich niedrigere Insulinspiegel auf. Im Vergleich dazu zeigten Teilnehmer, die nur ein Gramm Zimt konsumierten, höhere Insulinwerte. Diese Ergebnisse deuten darauf hin, dass Zimt möglicherweise die Insulinausschüttung nach kohlenhydratreichen Mahlzeiten reduzieren kann, was für die Blutzuckerregulation von Bedeutung sein könnte.

4.9.2 Essig macht satt und bremst die Insulinreaktion

Auch Essig scheint sich positiv auf die Insulinausschüttung nach dem Verzehr von Kohlenhydraten auszuwirken. In einem schwedischen Ernährungsexperiment zur Essig-Supplementierung zeigte sich: Je mehr Essig gesunde Studienteilnehmer zu einer Scheibe Weizenbrot verzehrten, desto weniger stark waren die Insulinspiegel 30 Minuten nach dem Verzehr gestiegen.[29] Die schwedischen Wissenschaftler haben außerdem herausgefunden, dass Essig satt macht. Diejenigen, die mehr davon verzehrt hatten, erzielten 30, 60 und 90 Minuten danach die höchsten Sättigungswerte. Ein praktischer Tipp dazu: Wenn Sie erkalteten Pellkartoffeln eine Vinaigrette aus Olivenöl und Essig hinzufügen, senkt das die Insulinausschüttung.

4.9.3 Bohnen – Wundermittel gegen Stoffwechselstörungen

Bohnen sind eine vielseitige und nahrhafte Proteinquelle, reich an Ballaststoffen, Vitaminen und Mineralstoffen. Es ist zudem erwiesen, dass sie helfen, den Kohlenhydrat- und Fettstoffwechsel zu regulieren.[30] Die Insulinspiegel steigen weniger stark an, da die Hülsenfrüchte dafür sorgen, dass die Glucose im Darm langsamer aufgenommen wird.

So führte beispielsweise der Verzehr von Ackerbohnenmehl über 30 Tage in einer Studie bei gesunden Studenten zu niedrigeren Blutzucker- und Insulinwerten.[31] Analysen der Universität Marburg gaben Hinweise darauf, dass Bohnen als Nahrungskomponente Diabetes sowohl vorbeugen als auch die Krankheit abmildern können.

EXKURS

Die Rheinische Ackerbohne – Eiweißlieferant aus längst vergangener Zeit

Bohnen, Erbsen und Linsen waren über Jahrhunderte hinweg ein sehr beliebtes Grundnahrungsmittel und ein wichtiger Proteinlieferant, vor allem für auf dem Land lebende Menschen. Noch bis in die 1970er-Jahre kochten die Menschen leckere Eintöpfe und andere Gerichte aus Hülsenfrüchten, die sogar im eigenen Garten wuchsen. Heute, in Zeiten von Instant-Küche und Convenience-Food stehen aufwendige, selbst gekochte Gerichte aus Bohnen und Co nur noch selten auf dem Speiseplan, was wirklich schade ist. Zu Ehren einer von vielen längst vergessenen, im Rheinland beheimateten Bohnensorte, der Rheinischen Ackerbohne, hat der Landwirt Karl-Adolf Kremer aus Linnich im Kreis Düren in Nordrhein-Westfalen sogar einen Verein gegründet. Kremer baut die Rheinische Ackerbohne, auch als Dicke Bohne oder Saubohne bekannt, selbst an. Er möchte dem genfreien Eiweißlieferanten gemeinsam mit anderen Landwirten und weiteren Fans zu neuer Popularität verhelfen. Einer von ihnen ist der Düsseldorfer Bäckermeister Josef Hinkel. Er backt seine eiweißreiche „Abendschnitte“ mit der Rheinischen Ackerbohne. Darauf wollen wir an dieser Stelle gerne hinweisen (siehe auch Düsseldorfer Brotstudie auf Seite 166).

4.9.4 Geheimtipp Maulbeeren

Maulbeerbäume gehören zu den weltweit ältesten Baumarten. Schon vor mehr als 5.000 Jahren brauten chinesische Mediziner aus seinen Blättern Tee gegen Fieber und Erkältung. Heute weiß man, dass Maulbeerblätter eine Substanz mit dem unaussprechlichen Namen 1-Deoxynojirimycin (DNJ) enthalten, die Diabetes vorbeugen soll.

Um herauszufinden, wie diese Substanz auf die Blutzucker- und Insulinspiegel wirkt, haben Wissenschaftler gesunden Studienteilnehmern ein Pulver mit unterschiedlichen DNJ- Konzentrationen und danach 50 g Haushaltszucker verabreicht.[32] Ergebnis: Bei denen, die hohe DNJ-Mengen eingenommen hatten, waren die Glucose- und Insulinspiegel nach dem Zuckerverzehr deutlich niedriger.

Maulbeeren, Maulbeerblätter und auch Nahrungsergänzungsmittel mit Maulbeerextrakt sind mittlerweile erhältlich und können zur Senkung der Blutzucker- und Insulinspiegel beitragen.

4.9.5 Pistazien – lecker und gesund

Sie wissen schon, dass bestimmte fettreiche Nussarten wie Walnüsse oder Haselnüsse das Risiko für Herzerkrankungen und Diabetes senken. Aufgrund der darin enthaltenen ungesättigten Fettsäuren eignen sie sich für die Low-Insulin-Küche. Das gilt übrigens auch für Pistazien, den essbaren Samen des Pistazienbaumes, das hat eine Studie gezeigt.[33] Wenn man einer kohlenhydrathaltigen Mahlzeit Pistazien hinzufügt, sind die Blutzuckerwerte deutlich niedriger. Die Pistazien wirkten sich zudem insulinschonend aus, verringern also die Insulinsekretion, so das Fazit der kanadischen Studiengruppe. Darüber hinaus sind sie reich an Nährstoffen, enthalten viele gesunde Fette, Eiweiß, Ballaststoffe und Vitamine, allen voran Vitamin B6 sowie Kalium und Magnesium.

4.9.6 Kaffee – mehr als nur Genuss

Auf Seite 21 haben Sie schon gelesen, dass schwarzer Kaffee sich perfekt für die Low-Insulin-Methode eignet, denn das Lieblingsgetränk der Deutschen ist ein Insulinsenker. An dieser Stelle möchten wir aber auch noch erwähnen, dass Kaffeetrinker ein geringeres Risiko für Erkrankungen aufweisen, die mit Übergewicht zu tun haben. Das haben epidemiologische Untersuchungen gezeigt.

Warum das so ist, war lange Zeit unklar. Doch dann haben japanische Forscher entdeckt, warum Kaffeekonsum mit einem geringeren Risiko für übergewichtsbedingte Krankheiten wie Diabetes verbunden ist.[34] Dieser Effekt hängt unter anderem mit dem Hormon Insulin zusammen. Sie stellten aus geröstetem Kaffeepulver einen Kaffee-Extrakt her und gaben ihn Mäusen, die gleichzeitig eine fettreiche Ernährung erhielten. Nach sechs Wochen stellten sie fest, dass der Kaffee-Extrakt die negativen Stoffwechselveränderungen durch dick machende Ernährung verhindern konnte. Die Mäuse, die den Kaffee-Extrakt bekamen, nahmen weniger zu, bildeten weniger Fett und hatten niedrigere Blutzucker- und Insulinwerte als die Mäuse ohne Kaffee-Extrakt.

Doch das war noch nicht alles. Die Forscher fanden zudem heraus, dass der Kaffee-Extrakt den Abbau eines bestimmten Proteins namens IRS-1 bewirkt. Das ist bemerkenswert, denn IRS-1 spielt eine wichtige Rolle bei der Blockierung der Fettverbrennung. Der Abbau dieses Proteins könnte erklären, warum Kaffee positive Effekte bei übergewichtsbedingten Krankheiten hat.

Das Koffein im Kaffee könnte aber noch eine andere Wirkung haben, die das Abnehmen begünstigt. Amerikanische Forscher haben in einem Experiment mit gesunden Studenten herausgefunden, dass Kaffee in Verbindung mit mittelkettigen Triglyceriden (das sind die ihnen bereits bekannten Fette, die sich positiv auf die Gesundheit auswirken) unter anderem zu einem Anstieg der Ketonkörper und einem Abfall der Insulinspiegel führte.[35] Zur Erinnerung: Ketonkörper entstehen bei der Fettverbrennung und sind ein Zeichen dafür, dass der Fettabbau läuft und Sie Gewicht abnehmen. In einer japanischen Querschnittsstudie mit 1.542 Teilnehmern wurde ebenfalls eine mögliche Schutzfunktion von Kaffee gegenüber Stoffwechselerkrankungen und Übergewicht gefunden.[36] Schützend scheinen im Kaffee sogenannte phenolische Phytochemikalien zu sein, die auch in Gemüse enthalten sind. Insofern könnte man fast sagen, dass es sich bei einer Tasse schwarzem Kaffee um flüssiges Gemüse handelt.

4.9.7 Grüner Tee – das vielleicht gesündeste Getränk der Welt

Grüner Tee ist ein weiteres Getränk, das seit Langem für seine positiven Auswirkungen auf die Gesundheit bekannt ist. Sowohl die darin enthaltenen Bitterstoffe (Catechine) als auch die Polyphenole können Entzündungen im Körper verringern. Außerdem soll Grüner Tee den Stoffwechsel anregen und die Fettverbrennung fördern – nicht umsonst gilt es als das gesundeste Getränk überhaupt.

Wie gut also, dass sich dieser Tee auch für die Low-Insulin-Methode eignet. Eine Übersichtsarbeit hat gezeigt, dass Grüner Tee oder Grüntee-Extrakt dabei hilft, den Insulinspiegel bei Patienten mit Typ-2-Diabetes zu senken.[37] Außerdem hatte sich der Bauchumfang derer, die über mindestens acht Wochen viel grünen Tee getrunken hatten, um 2,7 cm verringert. Eine weitere Übersichtsarbeit, die 17 Studien mit 1.133 Teilnehmern analysierte, fand heraus, dass der Konsum von Grünem Tee oder Grüntee-Extrakt über mindestens zwei Wochen mit niedrigeren Blutzucker- und Insulinwerten verbunden war.[38]

4.9.8 Wichtig: Bewegungspensum erhöhen

Schon auf den ersten Seiten dieses Buches sind wir darauf eingegangen, wie wichtig ein Plus an Bewegung und sportlicher Aktivität ist – für ihr Herz-Kreislauf-System, für den Bewegungsapparat und auch für die Verdauung. Wer sich viel bewegt, lebt nicht nur gesünder, sondern auch länger. Nachgewiesen ist zudem, dass sich Sport positiv auf den Stoffwechsel und auch auf den Insulinspiegel auswirkt.

Sport ist ein großartiger Insulinsenker.

Das hat unter anderem eine Studie mit übergewichtigen Brustkrebspatientinnen am Brigham and Women's Hospital in Boston gezeigt.[39] Die Probandinnen führten über vier Monate ein Ausdauer- und Krafttraining durch, dabei kam es zu einer signifikanten Senkung der Nüchtern-Insulinspiegel. Das passierte auch bei jungen Frauen nach einem 15-wöchigen hochintensiven Intervalltraining, kurz HIIT genannt.[40] HIIT hat sich in den letzten Jahren zu einem weltweiten Trend entwickelt. Man trainiert dabei recht kurz, manchmal nur zehn Minuten, dafür aber sehr intensiv. Viele Fitnessstudios bieten entsprechende Programme an.

In einer Vergleichsstudie mit übergewichtigen und schlanken Frauen nach der Menopause kam es ebenfalls zu bemerkenswerten Ergebnissen: Während des Trainings sanken die Insulinspiegel – und nach 15 bis 20 Minuten hatten sich die erhöhten Blutzuckerwerte normalisiert.[41]

Warum Sport die Insulinspiegel senkt, den Glucosestoffwechsel ankurbelt und die Empfindlichkeit der Zellen gegenüber Insulin verbessern kann, ist noch nicht vollständig geklärt. Vermutlich liegt es an einer Erhöhung der Anzahl von Insulinrezeptoren. Befinden sich mehr Insulinrezeptoren auf den Zellen, hat das Insulin im Blut mehr Möglichkeiten, an den Zellen anzudocken und die Insulinspiegel sinken ab.

Training auf nüchternen Magen Der Prozess des Abnehmens lässt sich zusätzlich unterstützen, indem man vor dem Frühstück trainiert: Wer nüchtern Sport macht, verbrennt mehr Fett als Kohlenhydrate. Dabei sollten Sie weder vor noch nach dem Training Kohlenhydrate zu sich nehmen. Dann bleiben die Insulinspiegel niedrig und die Fettverbrennung kommt richtig in Gang.

Keine Sportpausen Wenn Sie regelmäßig trainieren, sollten Sie unbedingt am Ball bleiben. Das gilt auch für den Urlaub. In einer Untersuchung mit zehn gesunden Erwachsenen haben Forscher herausgefunden, dass schon sieben „faule" Tage ausreichen, um die Insulinspiegel wieder ansteigen zu lassen.[42] Verantwortlich dafür ist aber nicht eine vermehrte Insulinausschüttung, sondern ein verminderter Abbau des Insulins durch die Leber.

Bewegte Pausen Unbedingt ratsam sind auch Sitzpausen. In einer Studie mit übergewichtigen Erwachsenen hat man untersucht, wie sich bewegte Pausen zur Unterbrechung von 3,5 Stunden Sitzen nach einer energiereichen Abendmahlzeit auswirken.[43] Schon drei Minuten lockere Übungen alle 20 Minuten reichten aus, um die Glucosespiegel um 30 Prozent und die Insulinspiegel sogar um 40 Prozent zu senken. Von diesen Sitzunterbrechungen profitieren Übergewichtige mit einem BMI von mehr als 27 kg/m^2 übrigens am meisten, wie eine Metaanalyse gezeigt hat.[44]

Allgemein gilt: Langes Sitzen im Büro oder abends auf der Couch lässt die Insulinspiegel steigen – und zwischenzeitliches Stehen, Gehen oder Bewegen fährt das Insulin wieder nach unten, was den Fettabbau fördert. Wer viel telefoniert, sollte ein mobiles Telefon nutzen und bei Telefonaten aufstehen und umhergehen. Auch ganz wichtig: Schulkinder, die ja gezwungenermaßen einen großen Teil des Tages im Unterricht sitzen, sollten sich in den Pausen ausreichend bewegen. Negative Effekte auf die Insulinspiegel wurden sogar bereits bei Kindern beobachtet.[45] Aufstehen und Bewegen hingegen senkt die Insulinspiegel auch schon in jungen Jahren.

4.9.9 Auch Stress lässt den Insulinspiegel steigen

Die Weltgesundheitsorganisation WHO hat Stress als die große Seuche des 21. Jahrhunderts bezeichnet. Kein Wunder, immer mehr

Menschen leiden darunter. Mit gravierenden Folgen: Schweißausbrüche, Verdauungsstörungen, Bluthochdruck, Herzrasen, Nervosität und Depressionen, erhöhte Blutzucker- und Insulinspiegel sowie Übergewicht gehen damit einher.

Durch Stress werden Botenstoffe im Gehirn ausgesendet, die in der Nebennierenrinde die Freisetzung von Stresshormonen veranlassen. Diese Stresshormone wiederum bewirken in der Leber die Neubildung und Abgabe von Glucose ins Blut – und was passiert? Genau: Es kommt zur Insulinausschüttung.

Die körperlichen Stresssymptome haben uns in Urzeiten oft das Leben gerettet: „fight or flight" lautete die Devise – kämpfen oder flüchten! Da musste die Verdauung erst einmal hintenanstehen. Zuerst einmal ging es darum, die Muskeln mit Sauerstoff und Glucose zu versorgen. Nach gelungener Flucht oder gewonnenem Kampf war die bereitgestellte Glucose verbraucht, die Insulinspiegel sanken und der Glucosestoffwechsel war wieder im Gleichgewicht. Leider werden diese körperlichen Urzeit-Notfallpläne auch heute noch bei Stress aktiviert, das konnten wir in einem Experiment nachweisen.[46] Genau wie früher bewirkt Stress nach wie vor die Freisetzung von Glucose und Insulin – nur kommen wir nicht mehr dazu, die bereitgestellte Energie abzubauen.

Sind Sie ein Stress-Esser? Nachgewiesen ist auch, dass man an stressigen Tagen deutlich mehr isst als an stressfreien Tagen. Stress scheint das Gehirn und das Essverhalten zu beeinflussen. Für die Low-Insulin-Methode und Ihre dauerhafte Gewichtsreduktion ist es daher wichtig, die Stresslevel möglichst niedrig zu halten. Stress führt zu Insulinausschüttung und macht das Essverhalten weniger gut kontrollierbar. Weniger Stress hingegen unterstützt die Gewichtsreduktion! Wird es tagsüber oder unter der Woche hektisch, hilft aktive Entspannung abends und am Wochenende, um Ihren Stresslevel und Ihren Insulinspiegel herunterzufahren. Die Möglichkeiten dazu sind vielfältig und reichen von autogenem Training und progressiver Muskelentspannung über Yoga oder Pilates bis zu einem ausgedehnten Spaziergang an der frischen Luft oder einer Wanderung am Wochenende.

4.9.10 Abnehmen im Schlaf

„Haben Sie gut geschlafen?" Auf diese Frage dürften viele mit einem Seufzen reagieren, denn Schlafstörungen sind mittlerweile weit verbreitet. Um 1900 schliefen Menschen durchschnittlich noch 9 Stunden pro Nacht. Bis 1980 sank die Schlafdauer dann auf 7 Stunden, und um das Jahr 2000 waren es nur noch 6,5 Stunden. Deutlich besser und gesünder sind 7 bis 9 Stunden Schlaf, doch Schätzungen zufolge schläft mehr als ein Drittel der Menschen in westlichen Ländern weniger als 6 Stunden pro Nacht. Die Ursachen für diese Entwicklung sind vielfältig. Beruflicher und sozialer Stress hindert viele daran, abends zur Ruhe zu kommen. Spätes Abendessen und mangelnde Bewegung tragen ebenfalls nicht zu einem erholsamen Schlaf bei. Die sozialen Medien und ständiges Surfen im Internet verkürzen die Schlafdauer. Und auch das Einschlafen vor dem Fernseher wirkt sich negativ auf die Erholung aus.

Es überrascht also nicht, dass guter Nachtschlaf essenziell für die Gesundheit ist. Studien zeigen, dass Schlafmangel mit Typ-2-Diabetes, Bluthochdruck und Herz-Kreislauf-Erkrankungen in Verbindung steht.[47] Eine Untersuchung mit fast 2.000 Teilnehmern über fünf Jahre ergab, dass Menschen mit stark schwankender Schlafdauer doppelt so häufig an Herz-Kreislauf-Erkrankungen litten wie jene mit konstantem Schlafrhythmus.[48] Auch unregelmäßige Schlafenszeiten erhöhten das Erkrankungsrisiko. Genetische Studien[49] bestätigen diese Ergebnisse:

Personen mit genetisch bedingter kürzerer Schlafdauer haben höhere Herzinfarkt- und Schlaganfallraten als genetische Langschläfer. Eine Verlängerung der Schlafzeit bei Kurzschläfern konnte das Risiko für Herz-Kreislauf-Erkrankungen senken.

Wenig Schlaf – viel Insulin Leider hat zu wenig Schlaf auch Einfluss auf das Insulin. In experimentellen Untersuchungen hat man die Wirkung des Schlafentzugs auf die Insulinspiegel und das Sättigungsgefühl untersucht.[50] Nach vier Nächten mit nur fünf Stunden Schlaf stiegen die Insulinspiegel an und das Sättigungsgefühl nahm ab. Das könnte den Anstieg von Übergewicht, Typ-2-Diabetes und Herz-Kreislauf-Erkrankungen bei zu wenig Schlaf erklären. Denn bei all diesen Erkrankungen spielen erhöhte Insulinspiegel eine wichtige Rolle.

Für die Low-Insulin-Methode bedeuten diese Erkenntnisse zu Schlaf, Herz-Kreislauf- und Stoffwechsel-Gesundheit: Mit einem Schlafdefizit kann man nicht so gut abnehmen! Wer einen Wecker braucht, um aufzuwachen, der hat wahrscheinlich zu wenig Schlaf abbekommen. Tipp: Testen Sie am Wochenende doch mal, wie viel Schlaf Sie wirklich benötigen – und betreiben Sie nicht nur Körper-, sondern auch Schlafhygiene.

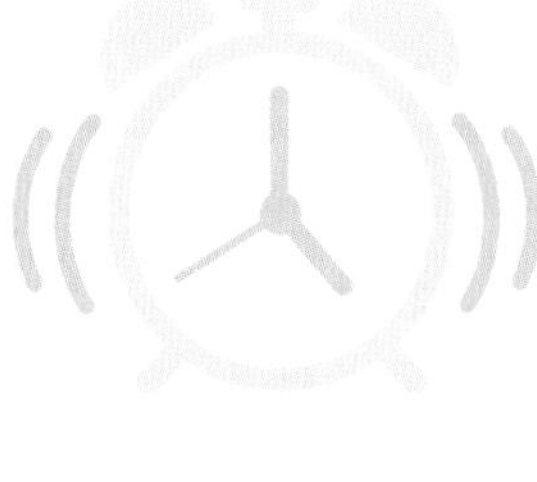

4.9.11 Lärm verschlimmert Stoffwechselstörungen

Ja, Sie haben die Überschrift richtig gelesen. Auch permanenter Lärm, etwa von dem eines Presslufthammers, steht mit erhöhten Insulinkonzentrationen im Blut in Zusammenhang. Das hat ein Glucose-Toleranztest bei Bauarbeitern gezeigt.[51] Die Wissenschaftler vermuten, dass dies mit einem lärmbedingt verminderten Insulinabbau in der Leber zusammenhängt. Wie sich konstanter Lärm (85 Db) auf die Insulinspiegel auswirken könnte, haben auch chinesische und kanadische Forscher in einer tierexperimentellen Studie untersucht.[52] Bei Mäusen, die dem Lärm vier Stunden pro Tag ausgesetzt waren, verschlimmerten sich die ernährungsbedingten Auswirkungen einer dick machenden Diät: Die Insulinspiegel stiegen an und die Blutfette verschlechterten sich.

4.9.12 Fortlaufende Gewichtskontrolle

Kommen wir nun zu zwei weiteren Punkten, die Ihnen beim Abnehmen eine große Hilfe sein können: Es geht um regelmäßige Gewichtskontrolle und Bewegungstracking. In einer Untersuchung mit 180 übergewichtigen Betriebsmitarbeitern führte die Verwendung von Schrittzählern und Waagen mit automatischer Datenübertragung zu einer durchschnittlichen Gewichtsabnahme von zwei Kilogramm über zwölf Wochen.[53] Ein zusätzliches Coaching verstärkte diesen Effekt: Die Teilnehmer nahmen dann sogar drei Kilogramm ab. Die positiven Auswirkungen dieser Methoden konnten sogar über einen Zeitraum von drei Jahren nachgewiesen werden. Nicht nur das Gewicht, sondern auch andere Gesundheitsparameter wie Blutdruck, Blutfette und Blutzuckerwerte verbesserten sich.

Mit anderen Worten: Tägliches Wiegen und Schrittezählen sind wichtige Werkzeuge für eine erfolgreiche Gewichtskontrolle. Sie helfen dabei, frühzeitig auf Veränderungen zu reagieren und motiviert zu bleiben. Beide Methoden sind daher wesentliche Bestandteile eines effektiven Gewichtsmanagements.

INFO

Tracken Sie Ihre Erfolge!

- Wiegen Sie sich jeden Morgen vor dem Frühstück und tragen Sie täglich einen Schrittzähler.
- Prüfen Sie mit der Blutzuckerselbstkontrolle oder mit der kontinuierlichen Glucosemessung, welche Nahrungsmittel Glucose enthalten und so Ihre Insulinspiegel nach oben treiben.
- Dokumentieren Sie in dieser Zeit auch per Foto, was Sie gegessen haben.
- Messen Sie die Ketonkörper, um zu sehen, ob die Fettverbrennung läuft.
- Kontrollieren Sie ab der achten Woche Ihrer Low-Insulin-Ernährung den pH-Wert Ihres Urins.
- Suchen Sie sich eine/n Mitstreiter/in.

Genießen Sie Ihre Erfolge beim Abnehmen mit der Low-Insulin-Methode.

5

Das sollten Sie über Abnehmspritzen wissen

Spritzen zum Abnehmen haben einen weltweiten Hype ausgelöst, was nicht weiter verwunderlich ist. Zum Abschluss dieses Buches wollen wir Ihnen deshalb alle wichtigen Informationen zu Abnehmspritzen näherbringen – und vor allem darauf eingehen, ob und wie sie zur Low-Insulin-Methode passen.

5.1 Die Spritzen lassen die Pfunde purzeln

Über viele Jahre hinweg hat die Pharmaindustrie versucht, Medikamente auf den Markt zu bringen, die zu einer Gewichtsabnahme führen – mit wenig Erfolg. Oft kam es zu so starken Nebenwirkungen, dass sie wieder vom Markt verschwanden. Das hat sich mit den sogenannten Abnehmspritzen, die seit einigen Jahren zur Gewichtsabnahme auch in Deutschland zugelassen sind, geändert. Bei allen Abnehmspritzen handelt es sich ursprünglich um Medikamente zur Behandlung des Typ-2-Diabetes. Während der entsprechenden Zulassungsstudien ist aufgefallen, dass sie eine günstige Nebenwirkung haben: Sie reduzieren das Gewicht. Das hat die Pharmaindustrie veranlasst, entsprechende Studien bei Menschen ohne Typ-2-Diabetes durchzuführen. Aufgrund der positiven Ergebnisse wurden diese Diabetes-Medikamente dann auch zur Gewichtsabnahme bei Menschen ohne Diabetes zugelassen. Hier ein Überblick:

Ein Medikament mit dem Wirkstoff Liraglutid ist schon länger auf dem Markt, es muss täglich gespritzt werden und hat von allen auf dem Markt vorhandenen Abnehmspritzen die schwächste Wirkung. Deshalb konzentrieren wir uns im Folgenden auf die beiden anderen Wirkstoffe. Ein Medikament mit dem Wirkstoff Semaglutid hat eine deutlich stärkere Wirkung auf die Gewichtsreduktion.

Anwendung und Kosten (Semaglutid):

- wöchentliche Selbstinjektion
- Zulassung in der EU seit Anfang 2022 für starkes Übergewicht, Anfangsdosis 0,25 mg, schrittweise Erhöhung nach ärztlicher Anweisung bis auf maximal 2,4 mg
- Preis: 43–76 Euro pro wöchentlicher Injektion, abhängig von der Dosierung, was Kosten von ca. 6–11 Euro pro Tag entspricht

Ende 2023 kam ein Medikament mit dem Wirkstoff Tirzepatid auf den Markt. Es gilt Studien[1] zufolge als das derzeit effektivste Medikament zur Gewichtsreduktion.

Anwendung und Kosten (Tirzepatid):

- wöchentliche Selbstinjektion
- Anfangsdosis: 2,5 mg, schrittweise Erhöhung nach ärztlicher Anweisung bis auf maximal 15 mg
- Preis: 64–86 Euro pro wöchentlicher Injektion, abhängig von der Dosierung, was Kosten von ca. 9–12 Euro pro Tag entspricht

Ärzte dürfen diese Spritzen nur verordnen:

- bei einem Body-Mass-Index (BMI) von über 30 kg/m^2 und einer damit vorhandenen Adipositas
- oder bei einem BMI über 27 kg/m^2 und zusätzlichen gewichtsbedingten Gesundheitsproblemen

Zu diesen Gesundheitsproblemen können Bluthochdruck, Schlafapnoe, Herz-Kreislauf-Erkrankungen, Vorstufen von Diabetes oder Typ-2-Diabetes gehören. Diese Liste ist allerdings nicht abschließend. Ärztinnen und Ärzte haben einen gewissen Spielraum, um weitere Erkrankungen als gewichtsbedingt einzustufen.

Wer den in den Spritzen enthaltenen Wirkstoff Liraglutid, Semaglutid oder Tirzepatid nimmt, hat deutlich weniger Appetit und verliert schnell Gewicht.[2] Da stellt sich natürlich die Frage, was das eigentlich für Medikamente sind. Diese Frage wollen wir in diesem Buch gerne noch beantworten.

Vereinfacht dargestellt kann man sagen, dass es sich um Arzneien handelt, die körpereigene Darmhormone imitieren. Zur Erklärung: Immer wenn wir etwas essen, kommt es zu einem sogenannten Nahrungsreiz in den Darmzellen und dieser führt dazu, dass die Darmhormone im Dünndarm freigesetzt werden. Sie tragen die Namen GLP-1 oder GIP. Diese Hormone haben im Körper sehr unterschiedliche Wirkungen. Das Hormon GLP-1 beispielsweise reduziert die Magenmotorik und sorgt so dafür, dass man sich gesättigt fühlt. Außerdem blockieren diese Hormone das Appetitzentrum im Gehirn. Zusammenfassend gesagt: Wer sich die Abnehmspritzen setzt, hat ein deutlich reduziertes Hungergefühl.

Diese Medikamente wurden sowohl bei Personen mit Typ-2-Diabetes als auch bei übergewichtigen bzw. adipösen Personen ohne Diabetes sehr gut in wissenschaftlichen Studien untersucht.[3,4] Dabei haben sich erfreulicherweise nur wenige Risiken gezeigt. Mehr noch, neben der Gewichtsabnahme kam es zu weiteren positiven gesundheitlichen Wirkungen. So wird u. a. das Risiko für Herzinfarkt oder Schlaganfall reduziert. Aktuelle Studien[5,6] zeigen, dass sich eine Fettleber normalisiert und Schlafprobleme bessern. Das ist nicht verwunderlich, denn deutliches Übergewicht oder Adipositas sind Krankheitstreiber. Wenn man das Gewicht reduziert, bessern sich auch diese Erkrankungen.

Der Hype um die Abnehmspritzen hat sich aber erst entwickelt, als Promis wie Elon Musk und Oprah Winfrey ihre Abnehmerfolge in den sozialen Medien verbreiteten. Es folgte, was folgen musste: Es kam zu einem Run auf diese Medikamente, vergleichbar mit dem Hype um die Einführung der Potenzpille Viagra. Allerdings mit einem wichtigen Unterschied: Die Potenzpille war damals nur zur Potenzsteigerung zugelassen, bei den Abnehmspritzen handelt es sich um Diabetes-Medikamente. Die ungünstige Nebenwirkung: Plötzlich gab es nicht mehr genug Spritzen für Menschen mit Typ-2-Diabetes. Sie müssen nicht selten lange auf die Medikamente warten, viele müssen ihre Therapie damit sogar vorübergehend stoppen.

5.2 Plötzlicher Medikamentenmangel

Als Diabetologe kann ich nur sagen: Das ist ein handfester gesundheitspolitischer Skandal. Die Gründe dafür sind vielfältig. Eigentlich wird für die Patienten in Deutschland ausreichend produziert, doch anscheinend verkauft der Apotheken-Großhandel diese für den deutschen Markt produzierten Medikamente in andere europäische Länder. Dort können sie höhere Erlöse erzielen. Da wir in Europa freien Handel betreiben dürfen, können staatliche Stellen nichts dagegen unternehmen.

Ebenfalls erwähnenswert ist: Der besonders gehypte Wirkstoff Semaglutid ist in Deutschland für Personen mit Typ-2-Diabetes unter dem Handelsnamen Ozempic zugelassen. Für Menschen, die es zur Gewichtsabnahme nutzen wollen, steht der gleiche Wirkstoff als Wegovy zur Verfügung. Problem ist nur, dass Wegovy fast doppelt so teuer ist wie Ozempic – man zahlt für ein und denselben Wirkstoff also zwei verschiedene Preise. Da ist der Druck in deutschen

Apotheken ziemlich hoch, auch wenn das Bundesamt für Arzneimittel und Medizinprodukte (BfArM) hier versucht, einen Riegel vorzuschieben. Die Apotheken sind angehalten, Rezepte für Ozempic nur mit der Diagnose eines Typ-2-Diabetes einzulösen.

Interessanterweise darf auch an Ärzte auf Vorlage eines Arztausweises kein Ozempic abgegeben werden. Auch in dieser Berufsgruppe gibt es anscheinend ein nicht unerhebliches Gewichtsproblem. Der Druck auf die Ärzte durch die Betroffenen ist sehr hoch, denn Wegovy ist keine Kassenleistung und auch private Krankenkassen weigern sich, Betroffenen die Kosten zu erstatten, wenn kein Diabetes vorliegt. Medikamente zur Gewichtsabnahme müssen aus der privaten Kasse bezahlt werden. Daher verlangen Patienten von Ärzten entsprechende Rezepte – denn ohne ein Rezept geht es ja nicht. Wer sich zögerlich anstellt, bekommt auch mal den Hinweis zu hören, dass man es sich dann eben vom Zahnarzt ausstellen lassen würde, denn auch Zahnärzte dürfen solche Rezepte ausstellen. Wenn man sich die Kosten dieser Spritzen betrachtet, erscheinen sie pro Spritze zunächst sehr hoch. Doch wenn man die Kosten auf Tagestherapiekosten umrechnet, sind sie nicht teurer als eine Packung Zigaretten, und die können sich breite Bevölkerungsgruppen ja auch finanzieren.

5.3 Trotzdem keine Wundermittel

Werfen wir noch einen Blick auf die Nebenwirkungen. Im Gegensatz zu vielen anderen Medikamenten, die zur Gewichtsabnahme auf den Markt gebracht wurden, ist da aktuell wenig bekannt. Im Vordergrund stehen Übelkeit und Erbrechen, aber das kann bei der Gewichtsabnahme auch hilfreich sein. Viele andere anfangs vermutete Risiken, wie Schilddrüsen- oder Bauchspeicheldrüsentumore oder eine erhöhte Suizidrate haben sich in wissenschaftlichen Studien[7,8,9,10] nicht bestätigt. Es gibt sogar Hinweise darauf, dass es im Rahmen der Therapie zu weniger suizidalen Gedanken kommt. Auch das Verlangen nach Alkohol und Nikotin wird durch die Behandlung reduziert, weil das Belohnungszentrum im Gehirn unterdrückt wird. Der Drink am Abend oder die Zigarette führt nicht mehr zum Belohnungs-Kick, folglich sinkt der Konsum. Es gibt zudem Hinweise darauf, dass ein zwanghaftes Kaufverhalten durch die Abnehmspritze abnimmt. Hier muss man allerdings die Kosten des übermäßigen Kaufens und die Kosten für die Abnehmspritze in Relation setzen.

Einige Frauen, die Probleme hatten, schwanger zu werden, bekamen plötzlich ein Baby. Das hat die Presse gerne aufgenommen und hatte auch gleich einen Namen dafür: das Ozempic-Baby. Die schnelle Gewichtsabnahme zeigt sich zudem im Gesicht. Es entwickelt sich das sogenannte Ozempic-Face, für das die Schönheitschirurgie aber schon längst sehr erfolgreiche Operationen zur Straffung der Falten anbietet.

5.4 Achtung: Jo-Jo-Effekt

Klingt alles zu schön, um wahr zu sein? In der Tat, denn es gibt tatsächlich einen Pferdefuß, und der findet sich in der Anwendung. Wenn man aufhört zu spritzen, steigt das Gewicht wieder in die Höhe – der berühmt-berüchtigte Jo-Jo-Effekt. Das ist mittlerweile sehr gut untersucht: Man hat übergewichtig-adipöse Patienten einige Wochen mit den Abnehmspritzen behandelt.[11,12] Nachdem sie rund zehn Prozent des Gewichts abgenommen hatten, teilte man die Teilnehmer in zwei Gruppen auf: Eine bekam weiterhin die Abnehmspritze, die andere Gruppe erhielt ein Placebopräparat. Weder die Patienten noch die behandelnden Ärzte wussten, wer was erhält (dabei handelte es sich also um eine sogenannte Doppelblindstudie).

Das Ergebnis: Während die Gruppe, die weiterhin Abnehmspritzen erhielt, auch weiter Gewicht verlor, kam es in der Placebogruppe zu einem kontinuierlichen Anstieg des Gewichtes. Man kann davon ausgehen, dass es binnen 18 Monaten bis auf das Ausgangsgewicht stieg. Und noch ein Problem: Bei der schnellen Gewichtsabnahme geht sowohl Fett als auch Muskelmasse verloren. Wenn man die Spritzen dann aber absetzt, steigt nur die Fettmasse an. Man tauscht also Muskeln durch Fett aus. Ein Forscher, der Hormone untersucht, die die Insulinproduktion nach dem Essen beeinflussen, hat es bei einem Kongress auf den Punkt gebracht, indem er sagte: „Absetzen ist keine Option."

5.5 Abnehmspritzen und die Stable-Low-Insulin-Methode

Also besser die Finger von den Abnehmspritzen lassen? Nein, das sehen wir etwas anders. Neue Analysen zeigen, dass durch die Nutzung der Abnehmspritzen und dem deutlichen Gewichtsverlust auch die Insulinspiegel absinken. Es wäre beispielsweise möglich, die Low-Insulin-Methode mit den Abnehmspritzen zu kombinieren. Wir schlagen zwei verschiedene Wege vor:

1. Starten Sie mit der Low-Insulin-Methode und nehmen Sie fünf bis sechs Kilogramm ab. So lernen Sie mehr über die Ursachen für Ihr Übergewicht. Dann nutzen Sie zusätzlich eine der zugelassenen Abnehmspritzen, die Ihnen dabei hilft, das Gewicht noch stärker zu senken. Ein weiterer Vorteil ist: Durch die eiweißreiche Ernährung verlieren Sie auch weniger Muskelmasse, auch das ist in Studien[13] gut untersucht.

2. Wenn Sie die Abnehmspritze bereits nutzen und deutlich Gewicht verloren haben, aber damit aufhören wollen, dann starten Sie am Tag der letzten Spritze mit der Low-Insulin-Methode. So haben Sie eine gute Chance, das verlorene Gewicht zu halten oder es weiter zu senken.

Lebensmitteltabelle mit Ampelsystem

Jetzt gilt es, all das Gelernte über die Stoffwechselprozesse im Körper und zum Einfluss verschiedener Lebensmittel auf den Insulinspiegel in die Praxis umzusetzen – also insulinbewusst zu kochen. Um Ihnen den Einstieg zu erleichtern, haben wir eine praktische, beispielhafte Lebensmitteltabelle mit einem Ampelsystem für Sie zusammengestellt.

Mit dieser Übersicht wissen Sie genau, welche Lebensmittel in den Einkaufswagen gehören und welche Sie besser im Regal stehen lassen.

Für die ganzheitliche Bewertung der aufgelisteten Lebensmittel wurden Kriterien wie der Gehalt an Kohlenhydraten, gesättigten beziehungsweise ungesättigten Fettsäuren, sekundären Pflanzenstoffen sowie säure- oder basenbildende Verstoffwechselung, glykämischer Index beziehungsweise glykämische Last und die verursachte Insulinausschüttung zugrunde gelegt.

Bewertung

○ gut geeignet   – in kleineren Mengen geeignet   ✕ nicht geeignet

Aus Rücksicht auf Menschen mit einer Rot-Grün-Sehschwäche haben wir das Ampelsystem mit einer farbunabhängigen Kennung versehen.

BACKWAREN	
Bagel	✕
Baguette	✕
Bauernbrot	✕
Brezel	✕
Brötchen	✕
Burgerbrötchen	✕
Ciabatta	✕
Crepe	✕
Croissant	✕
Croutons	✕
Dinkelbrot	✕
Dinkelvollkornbrot	✕
Eiweißbrot	○

Fladenbrot	×
Gebäck	×
Graubrot	×
Hotdog-Brötchen	×
Knäckebrot	×
Körnerbrot	×
Kuchen (Brownie)	×
Laugengebäck	×
Mehrkornbrötchen	×
Mischbrot	×
Panini	×
Pitabrot	×
Pumpernickel	×
Roggenbrot	×
Schwarzbrot	×
Sonnenblumenkernbrot	×
Toastbrot	×
Tortilla	×
Vollkornbrot	×
Vollkornbrötchen	×
Waffeln	×
Weißbrot	×
Weizenbrötchen	×
Weizenmischbrot	×
Zwieback	×

BEILAGEN	
Bratkartoffeln	×
Bulgur	×
Couscous	×
Gnocchi	×
Grieß	×
Hirse	×
Kartoffeln	×
Kartoffelpüree	×
Kartoffelrösti	×
Kartoffelspalten	×
Kartoffeltaschen	×
Knödel	×
Nudeln	×
Ofenkartoffeln	×
Pellkartoffeln	×
Polenta	×
Pommes frites	–
Quinoa	×
Reis (weiß, geschält)	×
Reis (Vollkorn)	×
Schupfnudeln	×
Semmelknödel	×
Spätzle	×
Süßkartoffeln	×

BROTAUFSTRICHE

Honig	×
Hummus	–
Marmelade	×

DIVERSES

Essig	○
Gewürze	○
Grillsaucen	×
Ketchup	×
Kräuter	○
Mayonnaise	○
Öl	○
Senf	–

EIER, FISCH, FLEISCH, WURSTWAREN

Braten	○
Eier	○
Fisch (ohne Panade)	○
Fisch (mit Panade)	×
Helles Fleisch	○
Meeresfrüchte	○
Rotes Fleisch	○
Salami	○
Schinken (roh)	○
Verarbeitetes Fleisch bzw. Wurstwaren	×

GEMÜSE UND HÜLSENFRÜCHTE

Ackerbohnen	○
Aubergine	○
Bambussprossen	○
Blattspinat	○
Blumenkohl	○
Brokkoli	○
Cherrytomaten	○
Dillgurken (aus dem Glas)	○
Erbsen	–
Erbsenschoten	○
Grüne Bohnen	○
Karotten	–
Kichererbsen	–
Kidneybohnen	–
Kürbis	○
Lauch	○
Linsen	–
Mais (aus der Dose)	×
Maiskolben	×
Mungobohnen	–
Oliven	○
Paprika	○
Pastinake	×
Radieschen	○
Rhabarber	○
Rosenkohl	○

Salatgurke	○
Sauerkraut	○
Sojabohnen	○
Sojasprossen	○
Spargel	○
Spinat	○
Stangensellerie	○
Tomaten	○
Tomaten (getrocknet)	–
Zucchini	○
Zuckerschoten	○
Zwiebeln	○

GETRÄNKE

Bier	×
Cappuccino ohne Zucker	×
Cola-Getränke	×
Cola-Light-Getränke (enthalten künstliche Süßstoffe)	×
Diät-Limonaden (gesüßt)	×
Eistee	×
Energydrinks	×
Espresso	○
Fruchtsäfte	×
Ginger Ale	×
Heiße Schokolade	×
Kaffee	○
Latte macchiato	×
Limonade	×
Milch	×
Milchkaffee	×
Milchshake	×
Mineralwasser	○
Schnaps	–
Tee	○
Trinkmilch (mit Frucht)	×
Tomatensaft	–
Tonic Water	×
Wasser	○
Wein (lieblich)	–
Wein (trocken)	○
Weinbrand	○

MILCHPRODUKTE

Butter	○
Buttermilch (natur)	×
Crème fraîche	○
Feta	○
Frischkäse	○
Fruchtjoghurt	×
Fruchtquark	×
Käse	○
Käse (fettreduziert)	○

Margarine	○
Milch	×
Mozzarella	○
Naturjoghurt (10 % Fettanteil)	–
Naturjoghurt (fettreduziert)	×
Sahne	○
Sauerrahm	○
Schmand	○
Quark	○

MÜSLI, SAMEN, NÜSSE

Cashewkerne	×
Cornflakes	×
Erdnusskerne	–
Fertigmüsli (gezuckert)	×
Froot Loops	×
Fruit'n Fibre	×
Haferbrei (Porridge) mit Wasser	×
Haferflocken	×
Haselnusskerne	○
Honig Pops	×
Kürbiskerne	○
Leinsamen	○
Macadamianusskerne	○
Mandelkerne	○
Paranusskerne	○
Pekannusskerne	○
Pinienkerne	○
Pistazienkerne	○
Schoko-Crispies	×
Sonnenblumenkerne	○
Walnusskerne	○
Weizenkleie	○

OBST

Ananas	×
Ananas (gesüßt, aus der Dose)	×
Apfel	×
Apfelchips	×
Aprikose	×
Aprikose (getrocknet)	×
Avocado	○
Banane	×
Birne	×
Brombeeren	–
Cantaloupe-Melone	–
Clementine	×
Datteln (getrocknet)	×
Erdbeeren	–
Feigen	×
Feigen (getrocknet)	×

Grapefruit	–
Heidelbeeren	–
Himbeeren	–
Honigmelone	–
Kaktusfeige	–
Kirschen	×
Kiwi	–
Mandarine	×
Mango	×
Nektarine	×
Orange	×
Papaya	–
Passionsfrucht	–
Pfirsisch	×
Pfirsisch (gesüßt, aus der Dose)	×
Pflaume	×
Pflaume (getrocknet)	×
Pflaumenkompott	×
Rosine	×
Wassermelone	–
Weintrauben	×

PILZE

Champignons	○
Morcheln	○
Pfifferlinge	○
Shiitake	○
Steinpilze	○
Trüffeln	○

SALATE

Chicoree	○
Chinakohl	○
Eisbergsalat	○
Endivien	○
Feldsalat	○
Kopfsalat	○
Rucola	○

SÜSSIGKEITEN

Bitterschokolade (> 70 % Kakaogehalt)	○
Bitterschokolade (< 70 % Kakaogehalt)	–
Schokoriegel	×
Speiseeis	×
Weingummi	×
Weiße Schokolade	×

Noch ein kurzes Wort zum Abschluss

Mit diesem Buch möchten wir Menschen, die schon viele vergebliche Versuche hinter sich haben, Mut machen, es noch einmal zu probieren. Im Gegensatz zu vielen Diäten haben wir versucht, Ihnen das entsprechende Wissen zu vermitteln, damit Sie die Zusammenhänge verstehen, die sich so ungünstig auf das Gewicht auswirken. Die Low-Insulin-Methode ist keine Diät, es ist eine dauerhafte Lebensstiländerung – weg von Lebensmitteln, die unseren Körper das Masthormon Insulin ausschütten lassen. Wir stellen keine Verbote auf, vielmehr zeigen wir Ihnen, wie Sie Lebensmittel, die zu einer Insulinausschüttung führen, durch die Messung des Blutzuckers selbst identifizieren. Durch die Messung der Ketonkörper können Sie die Fettverbrenung sichtbar machen. Wenn Sie keine Ketonkörper in der Atemluft, im Urin oder im Blut nachweisen können, brauchen Sie sich nicht auf die Waage zu stellen.

Wenn Sie deutlich Gewicht verloren haben, können Sie versuchen, Ihre Ernährung zu liberalisieren. Haben Sie das Gewicht deutlich reduziert, dann liegen Ihre Insulinspiegel niedriger und der Körper verzeiht wieder mehr Fehler. Doch wenn das Gewicht wieder ansteigt, dann schalten Sie lieber wieder einen Gang zurück.

Quellen- und Abbildungsverzeichnis

Quellenverzeichnis

KAPITEL 1
(ab Seite 12)

1 Mozaffarian et al. N Engl J Med 2011;364:2392-2404
2 Lane et al. BMJ 2024; 384:e077310
3 Guthold et al. Lancet Glob Health 2018;6:e1077-1086
4 Strain et al. Lancet Glob Health 2024;12:e1232-1243
5 Froböse und Wallmann-Sperlich. Der DKV-Report 2023
6 Gruszka et al. Sci Rep 2022;12:1159
7 Kolb et al. BMC Med 2018;16:232

KAPITEL 2
(ab Seite 44)

1 https://www.aerztezeitung.de/Medizin/Die-alleinige-Fokussierung-auf-Zucker-ist-falsch-442448.html
2 Martin et al. Can J Physiol Pharmacol 1983;61:802-807
3 Marban et al. Dev Genet 1989;10:356-364
4 Le Stunff et al. Nat Genet 2000;26:444-446
5 Mehran et al. Cell Metab 2012;16:723-737
6 Jacob et al. Diabetologia 1999;42:1171-1174
7 Kolb et al. BMC Med 2018;16:232
8 Neal et al. Biochim Biophys Acta 1982;719:259-266
9 Wernicke et al. Am J Clin Nutr 2023;117:785-793
10,14,17 Dehghan et al. Lancet 2017;390:2050-2062
11 Harcombe et al. Open Heart 2015;2:e000196
12,15 Estruch et al. N Engl J Med 2018;378:e34
13,16 Delgado-Lista et al. Lancet 2022;399:1876-1885
18 Astrup et al. J Am Coll Cardiol 2020;76:844-857
19 Carballo-Casla et al. JAMA Netw Open 2024;7:e2426577
20 Westerterp-Plantenga et al. Br J Nutr 2012;108:S105-112

KAPITEL 3
(ab Seite 100)

1 Fang et al. Ann Intern Med 2023;176:1567-1568
2 Kempf et al. Nutrients 2024;16:3531
3 Seidel-Jacobs et al. Deutscher Gesundheitsbericht Diabetes 2024;8-13
4 Pories et al. Diabetes Care 2012;35:2438-2442
5 Corkey BE. Diabetes Care 2012;35:2432-2437
6 Stout RW. Atherosclerosis 1977;27:1-13
7 Stout RW. Diabetologia 1979;16:141-150
8 Stout RW. Arteriosclerosis 1981;1:227-234
9 Janka et al. Diabete Metab 1987;13:359-364
10 Ducimetiere et al. Diabetologia 1980;19:205-210
11 DiNicolantonio et al. Open Heart 2017;4:e000729
12,23 Wilke et al. Diabetes Res Clin Pract 2014;106:275-285
13,26 Lenzen-Schulte Dtsch Ärztebl 2018;115:A1810-1815

14,17 UKPDS Study Group. Lancet 1998;352:837-853
15,18 Ohkubo et al. Diabetes Res Clin Pract 1995;28:103-117
16,19 Gerstein et al. N Engl J Med 2012;367:319-328
20 Gamble et al. Lancet Diabetes Endocrinol 2017;5:43-52
21 Patti et al. J Am Coll Cardiol 2017;69:409-419
22 https://www.youtube.com/watch?v=nh9cCFyUhoM
24 Hauner et al. Deutsches Ärzteblatt 2007;104: A-2799/B-2469/C-2397
25 Wilke et al. Diabetes Metab Syndr Obes 2019;12:1225-1237
27 Berger et al. Diabetes Care 1999;22:C71-75
28 https://www.bundesamtsozialesicherung.de/de/themen/risikostrukturausgleich/festlegungen/archiv-festlegungen/
29 Lean et al. Lancet. 2018;391:541-551
30,32 Kempf et al. Diabetes Care 2017;40:863-871
31,33 Kempf et al. Nutrients 2023;15:3954
34 https://www.aerztezeitung.de/Nachrichten/Print-Artikel-p76882.html

KAPITEL 4
(ab Seite 140)
1 Röhling et al. Nutrients 2020;12:3004
2 Goletzke et al. Eur J Clin Nutr 2016;70:808-811
3 Breen et al. Diabetes Educ 2013;39:376-386
4 Kempf et al. Nutrients 2023;15:1301
5 Jang et al. Cell Metab 2018;27:351-361
6 Caliceti et al. Nutrients 2017;9:395
7 Brighenti et al. Am J Clin Nutr 2006;83:817-822
8 Varsamis et al. Clin Nutr 2019;38:1536-1543
9 Sartor et al. Eur J Nutr 2012;52:937–948
10 Abid et al. J Hepatol 2009 51:918-924
11 Imamura et al. BMJ 2015;351:h3576
12 Kuhre et al. Am J Physiol Gastrointest Liver Physiol 2014;306:G622-630
13 Mullee et al. JAMA Intern Med 2019;179:1479-1490
14 Johnson et al. Circulation 2018;138:e126-e140
15 https://www.who.int/publications/i/item/9789240073616
16 Kempf et al. Nutrients 2024;16:3531
17 Vanderhout et al. American J Clin Nutr 2020;111:266-279
18 Ramsden et al. BMJ 2013;346:e8707
19 Shukla et al. Diabetes Care 2015;38:e98-99
20 Shukla et al. BMJ Open Diabetes Res Care 2017;5:e000440
21 Imai et al. J Clin Biochem Nutr 2014;54:7-11
22 Esche et al. Kidney Int 2016;90:325-333
23 Farwell et al. Diabet Med 2008;25:798-804
24,25,26 Kempf et al. Diabetes, Stoffwechsel und Herz 2017;26:329-336
27 Deyno et al. Diabetes Res Clin Pract 2019:156:107815
28 Khedr et al. Endocrine 2020;67:109-116
29 Ostman et al. Eur J Clin Nutr 2005;59:983-988
30 Jenkins et al. Diabetologia 1983;24:257-264
31 Frühbeck et al. Am J Clin Nutr 1997;66:1452-1460
32 Chung et al. J Funct Foods 2013;5:1502-1506
33 Kendall et al. Eur J Clin Nutr 2011;65:696-702

34 Maki et al. PLoS One 2017;12:e0173264
35 McAllister et al. Can J Physiol Pharmacol 2020;98:194-200
36 Otake et al. Scand J Clin Lab Invest 2014;74:536-545
37 Li et al. Diabetes Metab Res Rev 2016;32:2-10
38 Liu et al. Am J Clin Nutr 2013;98:340-348
39 Ligibel et al. J Clin Oncol 2008;26:907-912
40 Trapp et al. Int J Obes (Lond) 2008;32:684-691
41 Gar et al. Metabolism 2020;107:154219
42 Viskochil et al. Appl Physiol Nutr Metab 2019;44:1020-1023
43 Climie et al. Nutr Metab Cardiovasc Dis 2018;28:909-916
44 Loh et al. Sports Med 2020;50:295-330
45 Broadney et al. Diabetes Care 2018;41:2220-2228
46 Nowotny et al. Horm Metab Res 2010; 42: 746-753
47 St-Onge et al. Circulation 2016;134:e367-e386
48 Huang et al. J Am Coll Cardiol 2020;75:991-999
49 Daghlas et al. J Am Coll Cardiol 2019;74:1304-1314
50 Ness et al. J Lipid Res 2019;60:1935-1945
51 Wegiel et al. Med Pr 1993;44:555-561
52 Liu et al. PLoS One 2018;13:e0195411
53 Kempf et al. Int J Telemed Appl 2018;9:7530602

KAPITEL 5
(ab Seite 206)
1 Frías et al. N Engl J Med 2021;385:503-515
2 Wilding et al. N Engl J Med 2021;384:989-1002
3 Garvey et al. Nat Med 2022;28:2083-2091
4 Jastreboff et al. N Engl J Med. 2022;387:205-216
5 Loomba et al. N Engl J Med 2024;391:299-310
6 Malhotra et al. N Engl J Med 2024;391:1193-1205
7 Pasternak et al. BMJ 2024;385:e078225
8 Dankner et al. JAMA Netw Open 2024;7:e2350408
9 Wang et al. Nat Med 2024;30:168-176
10 Quddos et al. Sci Rep 2023;13:20998
11 Rubino et al. JAMA 2021;325:1414-1425
12 Aronne et al. JAMA 2024;331:38-48
13 McCarthy et al. Nutrients 2021;13:2473

Abbildungsverzeichnis

KAPITEL 2
Seite 55 Röhling et al. Nutrients 2019;11:2305
Seite 67 Meyer-Gerspach et al. PLoS One 2016;11:e0150803

KAPITEL 3
Seite 110 Pories et al. Diabetes Care 2012;35:2438-2442
Seite 118 Berechnungen auf Basis von IMS Health, MIDAS und OECD Health Data, IGES Institut 2011

KAPITEL 4
Seite 181 Kempf et al. Nutrients 2024;16:3531

Verlagsdank Ein großes Dankeschön an Prof. Stephan Martin, Dr. Kerstin Kempf und Thorsten Dargatz für ihr bemerkenswertes Werk. Mit großer Expertise und Klarheit haben sie es geschafft, medizinische Fakten so zu erklären, dass sie für Laien nachvollziehbar und spannend werden. Vielen lieben Dank an Kai Schwertner für die redaktionelle Unterstützung und Julia Genazino für das Schlusslektorat. Wir bedanken uns bei unserer Mitarbeiterin Anne Krause für Layout, Gestaltung und Buchsatz. Außerdem danken wir unseren Mitarbeitern Markus Neis, Katerina Stegemann und Claudia Braun für ihren Einsatz rund um das Buch.

Impressum

Originalausgabe
Becker Joest Volk Verlag GmbH & Co. KG
Bahnhofsallee 5, 40721 Hilden, Deutschland
www.bjvv.de, info@bjvv.de

3. Auflage September 2026

ISBN 978-3-95453-349-7

Autor: Prof. Dr. med. Stephan Martin
Co-Autoren: Dr. rer. nat. Kerstin Kempf, Thorsten Dargatz
Projektleitung: Claudia Braun
Covergestaltung: Dipl.-Des. Justyna Schwertner
Illustrationen, Buchgestaltung: Dipl.-Des. Anne Krause
Bildbearbeitung: Markus Neis
Schlusslektorat: Julia Genazino
Druck: Firmengruppe Appl, aprinta druck GmbH

Bildcredit: Portrait Seite 6: Tobias Martin; Cover: baona, istock

BECKER
JOEST
VOLK
VERLAG
www.bjvv.de